目标导向

之

护理过程质控工具包

主编 ◎ 么 莉

组织｜国家护理管理专业医疗质量控制中心
编写｜国家卫生健康委医院管理研究所

U0227310

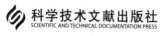

科学技术文献出版社
SCIENTIFIC AND TECHNICAL DOCUMENTATION PRESS

·北京·

图书在版编目（CIP）数据

目标导向之护理过程质控工具包/ 么莉主编；国家护理管理专业医疗质量控制中心，国家卫生健康委医院管理研究所组织编写.—北京：科学技术文献出版社，2023.10（2024.12重印）

ISBN 978-7-5235-0744-5

Ⅰ.①目… Ⅱ.①么… ②国… ③国… Ⅲ.①护理—医疗质量管理—中国 Ⅳ.① R47

中国国家版本馆 CIP 数据核字（2023）第 173782 号

目标导向之护理过程质控工具包

策划编辑：胡 丹　责任编辑：胡 丹　责任校对：张 微　责任出版：张志平

出 版 者	科学技术文献出版社
地　　址	北京市复兴路15号　　邮编 100038
编 务 部	（010）58882938，58882087（传真）
发 行 部	（010）58882868，58882870（传真）
邮 购 部	（010）58882873
官方网址	www.stdp.com.cn
发 行 者	科学技术文献出版社发行　全国各地新华书店经销
印 刷 者	中煤（北京）印务有限公司
版　　次	2023 年 10 月第 1 版　2024 年 12 月第 4 次印刷
开　　本	787×1092　1/32
字　　数	104千
印　　张	5
书　　号	ISBN 978-7-5235-0744-5
定　　价	28.00元

《目标导向之护理过程质控工具包》
编委会

组织编写　国家护理管理专业医疗质量控制中心

　　　　　国家卫生健康委医院管理研究所

主　　编　么　莉　国家卫生健康委医院管理研究所

副 主 编　（按姓氏笔画排序）

　　　　　田　丽　天津市第三中心医院

　　　　　冯晶晶　国家卫生健康委医院管理研究所

　　　　　李春燕　北京护理学会

　　　　　应燕萍　广西医科大学第一附属医院

　　　　　宋剑平　浙江大学医学院附属第二医院

　　　　　尚文涵　国家卫生健康委医院管理研究所

指导顾问　（按姓氏笔画排序）

　　　　　孙　红　北京医院

　　　　　李振香　山东第一医科大学附属省立医院

　　　　　袁晓宁　北京大学第三医院

　　　　　高晓东　复旦大学附属中山医院

编　委（按姓氏笔画排序）

王　泠　北京大学人民医院

王　莹　天津市第一中心医院

王　颖　华中科技大学同济医学院附属同济医院

王欣然　首都医科大学附属宣武医院

王建宁　江西省护理质控中心

王春灵　复旦大学附属中山医院

丛　悦　吉林大学第一医院

冯　波　南京鼓楼医院

宁　宁　四川大学华西医院

邢　红　上海市第一人民医院

巩月英　青海省人民医院

权　月　天津市第三中心医院

安　磊　国家卫生健康委医院管理研究所

孙　红　北京协和医院

孙　建　安徽省立医院

孙　莉　大连医科大学附属第一医院

孙文彦　北京协和医院

孙红玲　浙江大学医学院附属第二医院

孙迎红　山东省立医院

孙育红　中日友好医院

姜丽萍　上海交通大学医学院附属新华医院

姜桐桐　大连医科大学附属第一医院

夏　琪　四川省人民医院

徐建鸣　复旦大学附属中山医院

凌　瑛　广西医科大学第一附属医院

郭　莉　北京大学第三医院

黄　鑫　浙江大学医学院附属第二医院

梅赣红　南昌大学第二附属医院

韩斌如　首都医科大学宣武医院

韩媛媛　北京医院

蔡卫新　首都医科大学附属北京天坛医院

薛　嵋　复旦大学附属肿瘤医院

前言

持续改进质量，保障医疗安全，为人民群众提供安全、优质的医疗服务是卫生健康工作的核心任务，也是深入推进医疗卫生事业高质量发展的重要工作内容。党中央、国务院高度重视医疗质量安全管理工作，通过多年的建设与发展，我国医疗质量安全水平持续提升。"十四五"期间，质控工作的重心将逐步由单纯的质量信息收集分析，向质量改进策略研究与实践转变。自2021年起，国家卫生健康委员会已连续3年组织制定国家医疗质量安全改进目标，指导行业以目标为导向科学精准开展医疗质量安全改进工作。其中，护理专业将"降低血管内导管相关血流感染发生率""降低住院患者2期及以上院内压力性损伤发生率"作为专业质控工作改进目标。这对推动医疗机构以目标管理为导向、以改进具体问题为切入点，系统改进工作，提升医疗质量安全管理的科学化和精细化水平具有重要意义。

质量是一个连续的过程，质量的结构、过程与患者的健康结局密切相关。在结构处于稳态的前提下，以最恰当的方式进行实践，是获得最佳结局的关键。在临床护理实施过程中，"抓住关键"不仅是夯实基本质量的保证，更是提升护理效率的保证。立足公立医院高质量发展的新阶段，2023年国家卫生健康委员会印发了《全面提升医疗质量行动计划（2023—2025年）》，其中"强化关键环节和行为管理，提高过程质量"是三大工作任务之一。

首先，从护理过程质量管理的角度聚焦过程质控存在的问题，思考如何提升过程质控的有效性；然后，针对问题形成一个过程质控技术共识，让质控更有针对性；最后，促进过程质控能与临床护理达成更好的一致性。这三方面成为推动护理年度质控工作改进目标的策略。

"工具包"一词由 Toolkit 翻译而来，引自美国医疗保健研究与质量局（Agency for Healthcare Research and Quality, AHRQ）发表的《预防院内压力性损伤——提升照护质量的工具包》，其中提到的"使用哪种最佳实践""最佳实践的检查表"对过程质控具有重要意义，可以帮助使用者有效记录、传播并维持干预措施和最佳实践，是提高卫生保健机构医疗、护理质量的重要手段。基于此，我们组织专家，在征求临床一线工作人员意见、反复讨论、循证的基础上，以"降低血管内导管相关血流感染发生率""降低住院患者 2 期及以上院内压力性损伤发生率""降低置管患者非计划拔管率"为目标，聚焦护理过程质量管理中的关键环节，提炼出重点预防措施及过程质控要点核查表，供广大临床护士和管理者参考借鉴。鉴于我们的经验和水平有限，难免存在不足，恳请大家批评指正，我们将不断收集意见和建议并补充完善，以期帮助护理人员提高质量改善的能力与水平，为推进中国护理高质量发展贡献力量。

国家护理管理专业医疗质量控制中心
国家卫生健康委医院管理研究所
2023 年 7 月

目录

第一部分　预防血管内导管相关血流感染..................01

　第一节　预防血管内导管相关血流感染过程质控要点......02

　第二节　预防血管内导管相关血流感染过程质控要点

　　　　　查检表..................06

第二部分　预防压力性损伤..................17

　第一章　预防 ICU 成人患者压力性损伤..................18

　第一节　预防 ICU 成人患者压力性损伤过程质控要点......18

　第二节　预防 ICU 成人患者压力性损伤过程质控要点

　　　　　查检表..................21

　第三节　评估工具..................23

　第二章　预防成人术中获得性压力性损伤..................28

　第一节　预防成人术中获得性压力性损伤过程质控要点......28

　第二节　预防成人术中获得性压力性损伤过程质控要点

　　　　　查检表..................31

第三部分　预防置管患者非计划拔管..................34

　第一章　预防气管导管非计划拔管..................35

　第一节　预防气管导管非计划拔管过程质控要点..................35

　第二节　预防气管导管非计划拔管过程质控要点查检表......39

　第三节　评估工具..................42

第二章　预防导尿管非计划拔管 48

第一节　预防导尿管非计划拔管过程质控要点 48

第二节　预防导尿管非计划拔管过程质控要点查检表 51

第三章　预防 CVC 非计划拔管 53

第一节　预防 CVC 非计划拔管过程质控要点 53

第二节　预防 CVC 非计划拔管过程质控要点查检表 57

第四章　预防 PICC 非计划拔管 60

第一节　预防 PICC 非计划拔管过程质控要点 60

第二节　预防 PICC 非计划拔管过程质控要点查检表 65

参考文献 68

附录 72

附录一　国家卫生健康委办公厅关于印发
　　　　2021 年国家医疗质量安全改进目标的通知 73

附录二　国家卫生健康委医政医管局关于印发
　　　　2021 年质控工作改进目标的函 86

附录三　国家卫生健康委办公厅关于印发
　　　　2022 年国家医疗质量安全改进目标的通知 96

附录四　国家卫生健康委办公厅关于印发
　　　　2023 年国家医疗质量安全改进目标的通知 116

第一部分

预防血管内导管
相关血流感染

第一节　预防血管内导管相关血流感染过程质控要点

一、无菌操作规程

（一）手卫生

执行《医务人员手卫生规范》（WS/T 313）。

（二）最大化无菌屏障

1. 经外周静脉置入中心静脉导管（peripherally inserted central venous catheter，PICC）、中心静脉导管（central venous catheter，CVC）、输液港（implantable venous access port，PORT）置管时应建立最大化无菌屏障。

2. 置管时操作者应穿戴一次性医用外科口罩、圆帽、无菌手套、无菌手术衣，患者全身覆盖无菌单。

3. 超声探头等设备应使用一次性无菌保护套。

（三）皮肤消毒

1. 消毒剂的选择参照产品说明书。中心静脉置管皮肤消毒剂宜首选＞0.5% 葡萄糖酸氯己定乙醇溶液（2 个月以下婴儿慎用）。

2. 以穿刺点为中心擦拭消毒皮肤，消毒范围应大于敷料面积。

3. 消毒至少 2 遍或参照产品说明书，自然待干后方可操作。

（四）输液接头消毒

1. 宜选用消毒棉片。

2. 用力擦拭消毒输液接头的横截面及外围 5 ～ 15 秒或参照产品说明书，自然待干后方可连接。

二、导管与穿刺部位选择

（一）导管选择

基于治疗方案和患者病情选择管径细、管腔少的导管，尽可能减少输液附加装置的使用。

（二）穿刺部位选择

1. 置管时应避开关节、静脉瓣、瘢痕、炎症、硬结、破损、创伤等部位及受损血管等。

2. 外周静脉留置针（peripheral intravenous catheter，PIVC）置管时，首选前臂。成人不宜选择下肢，小儿不宜首选头皮静脉。

3. PICC 置管时，成人首选肘上贵要静脉，新生儿宜选择大隐静脉。

4. CVC 置管时，成人首选锁骨下静脉，次选颈内静脉，不宜选择股静脉。

5. 可使用可视化技术引导穿刺。

三、导管固定与维护

（一）导管位置确定

1. 中心静脉置管应使用 X 线等影像技术确定导管尖端位置。

2. 测量记录导管体外部分的长度，判断导管有无移位。

3. 经导管给药前，应确认导管在静脉内且通畅。

（二）导管固定

1. 避免使用缝合方式固定导管。

2. 可使用固定装置减少导管移动。

3. 宜选用无菌透明敷料，以无张力方法固定。

（三）敷料更换

1. 无菌敷料以穿刺点为中心覆盖穿刺部位。无菌纱布敷料至少每 2 天更换 1 次，无菌透明敷料至少每 7 天更换 1 次。

2. 18 岁以上的中心静脉置管患者可使用含葡萄糖酸氯己定的抗菌敷料。

3. 敷料出现卷边、松动、潮湿、污染、完整性受损及穿刺部位发生渗血、渗液时应立即更换。

（四）输液装置更换

1. 连续输液时，输液器应每 24 小时更换 1 次。若怀疑被污染或完整性受到破坏时，应立即更换。

2. 输注特殊药物时应根据产品说明书更换输液器。

3. 输注全血、成分血的输血器应每隔 4 小时更换 1 次。

4. 输液接头内有血液或药物残留、完整性受损、疑似被污染、任何原因取下时应立即更换。

（五）冲封管

1. 应一人一针一管一剂一用。

2. 宜采用单剂量冲封管液。

3. 应采用脉冲式冲管、正压封管方法。

4. 输血或输注特殊药物后，应充分冲管。

5. 冲管液量应能冲净导管及附加装置腔内残留物。

四、导管留置的必要性评估

1. 观察穿刺点及周围皮肤有无红、肿、热、痛、渗血、渗液及脓性分泌物等感染征象。

2.临床治疗不需要使用静脉导管时，应及时拔除。中心静脉导管出现不能处理的并发症时应拔除。外周静脉导管出现并发症时应拔除。

3.不能保证遵循有效的无菌原则的 CVC 置管，应在 2 天内及时拔除导管，病情需要时更换穿刺部位重新置管。

第二节　预防血管内导管相关血流感染过程质控要点查检表

一、PIVC 过程质控要点查检表

质控要点		执行情况			评价方法
		是	否	备注	
1. 无菌操作规程	(1)手卫生 执行《医务人员手卫生规范》（WS/T 313）。				现场观察
	(2) 皮肤消毒 ① 消毒剂的选择参照产品说明书。 ② 以穿刺点为中心擦拭消毒皮肤，消毒范围应大于敷料面积，直径≥ 8 cm。 ③ 消毒至少 2 遍或参照产品说明书，自然待干后方可操作。				现场观察询问
	(3)输液接头消毒 ① 宜选用消毒棉片。 ② 用力擦拭消毒输液接头的横截面及外围 5 ~ 15 秒或参照产品说明书，自然待干后方可连接。				
2. 导管与穿刺部位选择	(1)导管选择 基于治疗方案和患者病情选择管径细的导管，尽可能减少输液附加装置的使用。				现场观察询问
	(2) 穿刺部位选择 ① 置管时应避开关节、静脉瓣、瘢痕、炎症、硬结、破损、创伤等部位及受损血管等。 ② 首选前臂。成人不宜选择下肢，小儿不宜首选头皮静脉。 ③ 可使用可视化技术引导穿刺。				现场观察

（续表）

质控要点		执行情况			评价方法
		是	否	备注	
3. 导管固定与维护	(1) 导管位置确定 给药前回抽血液或推注生理盐水确认导管是否在静脉内。				现场观察
	(2) 导管固定 ① 宜选无菌透明敷料，以无张力方法固定。 ② 敷料外标注穿刺日期。				现场观察 查看记录
	(3) 敷料更换 ① 无菌敷料以穿刺点为中心覆盖穿刺部位。 ② 敷料出现卷边、松动、潮湿、污染、完整性受损及穿刺部位发生渗血、渗液时立即更换。 ③ 敷料外标注更换日期。				现场观察
	(4) 输液装置更换 ① 连续输液时，输液器应每 24 小时更换 1 次。若怀疑被污染或完整性受到破坏时，应立即更换。 ② 输注特殊药物时应根据产品说明书更换输液器。 ③ 输注全血、成分血的输血器应每隔 4 小时更换 1 次。 ④ 输液接头内有血液或药物残留、完整性受损、疑似被污染、任何原因取下时应立即更换。				现场观察
	(5) 冲封管 ① 应一人一针一管一剂一用。 ② 宜采用单剂量冲封管液。 ③ 应采用脉冲式冲管、正压封管方法。 ④ 输血或输注特殊药物后，应充分冲管。 ⑤ 冲管液量应能冲净导管及附加装置腔内残留物。				现场观察 询问

（续表）

质控要点		执行情况			评价方法
		是	否	备注	
4. 导管留置的必要性评估	(1) 观察穿刺点及周围皮肤有无红、肿、热、痛、渗血、渗液及脓性分泌物等感染征象。				现场观察询问
	(2) 临床治疗不需要使用导管或出现并发症时，应及时拔除。				

二、PICC 过程质控要点查检表

质控要点		执行情况			评价方法
		是	否	备注	
1. 无菌操作规程	(1) 手卫生 执行《医务人员手卫生规范》（WS/T 313）。				现场观察询问
	(2) 最大化无菌屏障 ① 置管时操作者应穿戴一次性医用外科口罩、圆帽、无菌手套、无菌手术衣，患者全身覆盖无菌单。 ② 超声探头等设备应使用一次性无菌保护套。				
	(3) 皮肤及导管消毒 ① 消毒剂宜首选 > 0.5% 葡萄糖酸氯己定乙醇溶液（2 个月以下婴儿慎用）。 ② 以穿刺点为中心擦拭消毒皮肤，消毒范围应大于敷料面积，直径≥ 20 cm。 ③ 消毒至少 2 遍或参照产品说明书，自然待干后方可操作。				
	(4) 输液接头消毒 ① 宜选用消毒棉片。 ② 用力擦拭消毒输液接头的横截面及外围 5 ～ 15 秒或参照产品说明书，自然待干后方可连接。				

（续表）

质控要点		执行情况			评价方法
		是	否	备注	
2. 导管与穿刺部位选择	(1) 导管选择 基于治疗方案和患者病情选择管径细、管腔少的导管，尽可能减少输液附加装置的使用。				现场观察
	(2) 穿刺部位选择 ① 置管时应避开关节、静脉瓣、瘢痕、炎症、硬结、破损、创伤等部位及受损血管等。 ② 成人首选肘上贵要静脉。新生儿宜选择大隐静脉。 ③ 可使用超声引导穿刺。				现场观察查看记录
3. 导管固定与维护	(1) 导管位置确定 ① 应使用 X 线等影像技术确定导管尖端位置。 ② 测量并记录导管体外部分的长度，判断导管有无移位。 ③ 给药前回抽血液确认导管在静脉内，推注生理盐水确认导管通畅。				现场观察
	(2) 导管固定 ① 避免使用缝合方式固定。 ② 可使用固定装置减少导管移动。 ③ 宜选用无菌透明敷料，以无张力方法固定。 ④ 敷料外标注穿刺日期。				
	(3) 敷料更换 ① 无菌敷料以穿刺点为中心覆盖穿刺部位。无菌纱布敷料至少每 2 天更换 1 次，无菌透明敷料至少每 7 天更换 1 次。 ② 18 岁以上患者可使用含葡萄糖酸氯己定的抗菌敷料。 ③ 敷料出现卷边、松动、潮湿、污染、完整性受损及穿刺部位发生渗血、渗液时应立即更换。 ④ 敷料外标注更换日期。				现场观察查看记录询问

（续表）

质控要点		执行情况			评价方法
		是	否	备注	
3. 导管固定与维护	(4) 输液装置更换 ① 连续输液时，输液器应每 24 小时更换 1 次。若怀疑被污染或完整性受到破坏时，应立即更换。 ② 输注特殊药物时应根据产品说明书更换输液器。 ③ 输注全血、成分血的输血器应每隔 4 小时更换 1 次。 ④ 输液接头应至少每 7 天更换 1 次或参照产品说明书。 ⑤ 输液接头内有血液或药物残留、完整性受损、疑似被污染、从导管抽取血培养前、任何原因取下时应立即更换。				现场观察询问
	(5) 冲封管 ① 应一人一针一管一剂一用。 ② 宜采用单剂量冲封管液。 ③ 应采用脉冲式冲管、正压封管方法。 ④ 输血或输注特殊药物后，应充分冲管。 ⑤ 冲管液量应能冲净导管及附加装置腔内残留物。 ⑥ 宜使用 10 mL 及以上的注射器。 ⑦ 治疗间歇期至少每 7 天冲封管 1 次。				
4. 导管留置的必要性评估	(1) 观察穿刺点及周围皮肤有无红、肿、热、痛、渗血、渗液及脓性分泌物等感染征象。				现场观察查看记录询问
	(2) 临床治疗不需要使用导管或出现不能处理的并发症时，应及时拔除导管。				

注：中线导管过程质控要点可参照 PICC。

三、CVC 过程质控要点查检表

质控要点		执行情况			评价方法
		是	否	备注	
1. 无菌操作规程	(1) 手卫生 执行《医务人员手卫生规范》（WS/T 313）。				现场观察
	(2) 最大化无菌屏障 ① 置管时操作者应穿戴一次性医用外科口罩、圆帽、无菌手套、无菌手术衣，患者全身覆盖无菌单。 ② 超声探头等设备应使用一次性无菌保护套。				现场观察 询问
	(3) 皮肤及导管消毒 ① 消毒剂宜首选 > 0.5% 葡萄糖酸氯己定乙醇溶液（2 个月以下婴儿慎用）。 ② 以穿刺点为中心擦拭消毒皮肤，消毒范围应大于敷料面积，直径 ≥ 15 cm。 ③ 消毒至少 2 遍或参照产品说明书，自然待干后方可操作。				
	(4) 输液接头消毒 ① 宜选用消毒棉片。 ② 用力擦拭消毒输液接头的横截面及外围 5 ～ 15 秒或参照产品说明书，自然待干后方可连接。				
2. 选择导管与穿刺部位	(1) 导管选择 基于治疗方案和患者病情选择管径细、管腔少的静脉导管，尽可能减少输液附加装置的使用。				现场观察
	(2) 穿刺部位选择 ① 置管时应避开关节、瘢痕、炎症、硬结、破损、创伤等部位及受损血管等。 ② 成人首选锁骨下静脉，次选颈内静脉，不建议选择股静脉。 ③ 可使用超声引导穿刺。				现场观察 查看记录

（续表）

质控要点		执行情况			评价方法
		是	否	备注	
3.导管固定与维护	(1) 导管位置确定 ① 应使用 X 线等影像技术确定导管尖端位置。 ② 测量并记录导管体外部分的长度，判断导管有无移位。 ③ 给药前回抽血液确认导管在静脉内，推注生理盐水确认导管通畅。				现场观察询问
	(2) 导管固定 ① 避免使用缝合方式固定。 ② 可使用固定装置减少导管移动。 ③ 宜选用无菌透明敷料，以无张力方法固定。 ④ 敷料外标注穿刺日期。				
	(3) 更换敷料 ① 无菌敷料以穿刺点为中心覆盖穿刺部位。无菌纱布敷料至少每 2 天更换1 次，无菌透明敷料至少每 7 天更换1 次。 ② 18 岁以上患者可使用含葡萄糖酸氯己定的抗菌敷料。 ③ 敷料出现卷边、松动、潮湿、污染、完整性受损及穿刺部位发生渗血、渗液时应立即更换。 ④ 敷料外标注更换日期。				
	(4) 输液装置更换 ① 连续输液时，输液器应每 24 小时更换 1 次。如怀疑被污染或完整性受到破坏时，应立即更换。 ② 输注特殊药物时应根据产品说明书更换输液器。 ③ 输注全血、成分血的输血器应每隔4 小时更换 1 次。				

（续表）

质控要点		执行情况			评价方法
		是	否	备注	
3. 导管固定与维护	④ 输液接头应至少每 7 天更换 1 次或参照产品说明书。 ⑤ 输液接头内有血液或药物残留、完整性受损、疑似被污染、从导管抽取血培养前、任何原因取下时应立即更换。				现场观察询问
	(5) 冲封管 ① 应一人一针一管一剂一用。 ② 宜采用单剂量冲封管液。 ③ 应采用脉冲式冲管、正压封管方法。 ④ 输血或输注特殊药物后，应充分冲管。 ⑤ 冲管液量应能冲净导管及附加装置腔内残留物。 ⑥ 宜使用 10 mL 及以上的注射器。 ⑦ 治疗间歇期至少每 7 天冲封管 1 次。				
4. 导管留置的必要性评估	(1) 观察穿刺点及周围皮肤有无红、肿、热、痛、渗血、渗液及脓性分泌物等感染征象。				现场观察查看记录询问
	(2) 临床治疗不需要使用导管或出现不能处理的并发症时，应及时拔除导管。				
	(3) 不能保证遵循有效的无菌原则的 CVC 置管，应在 2 天内及时拔除导管，病情需要时更换穿刺部位重新置管。				

四、PORT 维护过程质控要点查检表

质控要点		执行情况			评价方法
		是	否	备注	
1. 无菌操作规程	(1) 手卫生 执行《医务人员手卫生规范》（WS/T 313）。				现场观察
	(2) 应佩戴无菌手套进行无损伤针穿刺。				
	(3) 皮肤消毒 ① 消毒剂宜首选 > 0.5% 葡萄糖酸氯己定乙醇溶液（2 个月以下婴儿慎用）。 ② 擦拭消毒港体处及周围皮肤，消毒范围应大于敷料面积。 ③ 消毒至少 2 遍或参照产品说明书，自然待干后方可操作。				现场观察询问
	(4) 输液接头消毒 ① 宜选用消毒棉片。 ② 用力擦拭消毒输液接头的横截面及外围 5 ～ 15 秒或参照产品说明书，自然待干后方可连接。				
2. 无损伤针选择与固定	(1) 无损伤针选择与更换 ① 选择适合治疗方案的最小规格无损伤针。 ② 无损伤针的长度应保证针尖能触及输液港底部。 ③ 无损伤针应每 7 天更换 1 次。				现场观察查看记录询问
	(2) 无损伤针固定 ① 应选用无菌透明敷料，以无张力方法固定覆盖无损伤针和穿刺部位。 ② 可在无菌透明敷料下使用无菌胶带加强固定无损伤针。 ③ 敷料外标注穿刺日期。				

（续表）

质控要点		执行情况			评价方法
		是	否	备注	
3. 输液港维护	(1) 敷料更换 ① 无菌纱布敷料至少每2天更换1次。 ② 无菌透明敷料至少每7天更换1次。 ③ 无菌透明敷料下有无菌纱布覆盖穿刺点时，无菌透明敷料应每2天更换1次。 ④ 无菌透明敷料下的无菌纱布仅用于支撑无损伤针、未遮挡穿刺点且未见明显污染时，无菌透明敷料可7天更换1次。 ⑤ 手术切口及无损伤针穿刺部位发生渗血、渗液及敷料出现卷边、松动、潮湿、污染、完整性受损时应更换。				现场观察查看记录询问
	(2) 输液装置更换 ① 输液24小时或停止输液后，应更换输液器。 ② 输注特殊药物时应根据产品说明书更换输液器。 ③ 输注全血、成分血的输血器应每隔4小时更换1次。 ④ 输液接头应至少7天更换1次或参照产品说明书。 ⑤ 输液接头内有血液或药物残留、完整性受损、疑似被污染、从导管抽取血培养前、任何原因取下时应立即更换。				现场观察询问
	(3) 冲封管 ① 应一人一针一管一剂一用。 ② 宜采用单剂量冲封管液。 ③ 应采用脉冲式冲管、正压封管方法。 ④ 输血或输注特殊药物后，应充分冲管。				

（续表）

质控要点		执行情况			评价方法
		是	否	备注	
3. 输液港维护	⑤ 冲管液量应能冲净导管及附加装置腔内残留物。 ⑥ 应使用 10 mL 及以上的注射器。 ⑦ 无损伤针的针头斜面位于港体与导管连接流出通道的反方向。 ⑧ 治疗间歇期至少每 4 周维护 1 次，或参照产品说明书。				现场观察询问
4. 输液港评估	(1) 观察港体处及周围皮肤有无红、肿、热、痛、渗血、渗液及脓性分泌物等感染征象，并关注患者主诉。				现场观察询问
	(2) 评估港体与导管是否分离，港体是否翻转，并检查同侧胸部和颈部是否肿胀、同侧臂围是否增粗。				

第二部分

预防压力性损伤

第一章

预防 ICU 成人患者压力性损伤

第一节 预防 ICU 成人患者压力性损伤过程质控要点

一、评估

1. 患者入科后 2 小时内完成皮肤评估，包括皮肤的颜色、温度、完整性及受压部位有无水肿、压痛等，重点观察骨隆突处、器械使用部位等压力性损伤好发部位的皮肤情况。

2. 选择合适的风险评估工具，并结合患者病情，当班内完成压力性损伤风险等级的评估。常用评估工具包括 Braden、Waterlow 及 Cubbin&Jackson 评估量表（见第三节）。

3. 根据风险评估等级，制定相关的护理措施。病情变化需再次评估。

4. 动态评估护理措施的落实情况和效果，并及时调整。

二、护理措施

（一）保持皮肤干爽

1. 及时更换潮湿的衣裤、床单。

2. 对于失禁患者：

（1）发生失禁后应及时清洁皮肤。

（2）可选择适合的尿液 / 粪便收集器或使用高吸收型护理用品防止皮肤浸渍。

（3）可使用适合的预防性敷料进行皮肤保护。

3. 皮肤清洁时使用温和的清洁剂，避免用力擦洗或摩擦。

（二）实施体位管理

1. 避免受压部位长时间受压，至少 2 小时翻身 1 次，或根据患者病情和减压工具使用情况确定翻身频次。体位变换时应再次观察皮肤状况。

2. 病情不稳定、无法常规变换体位的患者，可进行缓慢、渐进、小范围的体位变换。

3. 变换体位或搬动患者时可借助工具 / 设施，避免拖拽。

4. 俯卧位通气患者，可适当抬高床头、交替抬起受压部位，同时可在面部和其他身体受压部位使用减压工具。

5. 病情允许时，宜早期活动。

（三）正确使用合适的减压工具

1. 高风险患者宜使用充气气垫、泡沫床垫、凝胶垫、液体垫等减压工具，并评价减压效果。

2. 持续受压部位可选择并正确使用预防性敷料。

3. 足跟、骶尾部、后枕部等受压部位可使用工具抬高 / 悬空，并评价减压效果。

（四）预防器械相关性压力性损伤

1. 根据器械的使用方式、持续使用时间和使用数量，结合患者体型和局部皮肤状况，选择类型、材质、型号合适的器械。

2. 正确佩戴和固定器械，松紧适宜。

3. 使用器械前，可用预防性敷料或衬垫进行保护。

4. 可移动器械[1]至少每班评估1次，根据器械接触处及周围皮肤或黏膜的颜色、肿胀程度等确定是否移动及移动频次。

5. 经皮血氧饱和度监测探头至少每4小时移动1次，间歇充气压力袖带至少每班移动1次。

6. 避免各类导管、仪器连线、电极片、经皮血氧饱和度监测探头等置于身下导致局部皮肤持续受压。

7. 病情允许，尽早移除器械。

（五）加强营养支持

1. 关注患者体重、进食量/营养液入量、白蛋白等指标变化情况。

2. 正确执行营养支持医嘱，并观察治疗效果。

（六）交接重点

1. 每班交接压力性损伤风险等级和护理措施，确保护理措施连续、完整。

2. 床边交接时，重点查看持续受压部位皮肤状况。

---

1 常见可移动器械有呼吸治疗相关器械及其固定装置、骨科外固定装置、管路及其固定装置、监护设备及其附属物等。

第二节　预防 ICU 成人患者压力性损伤过程质控要点查检表

质控要点		执行情况			评价方法
		是	否	备注	
1. 评估	(1)患者入科后 2 小时内完成皮肤评估。				现场观察查看记录询问
	(2)风险评估工具选择适宜，当班内完成评估。				
	(3)根据风险评估等级，制定相关的护理措施。病情变化再次评估。				
	(4)动态评估护理措施的落实情况和效果，并及时调整。				
2. 保持皮肤干爽	(1)衣裤、床单清洁干燥。				现场观察询问
	(2)失禁患者皮肤清洁，尿液/粪便收集器或高吸收型护理用品选择适宜，可使用适合的预防性敷料进行皮肤保护。				
	(3)皮肤清洁时使用温和的清洁剂，避免用力擦洗或摩擦。				
3. 实施体位管理	(1)至少 2 小时翻身 1 次，或根据患者病情和减压工具使用情况确定翻身频次，体位变换时再次观察皮肤状况。				现场观察查看记录询问
	(2)病情不稳定、无法常规变换体位的患者，进行缓慢、渐进、小范围的体位变换。				
	(3)变换体位或搬动患者时无拖拽。				
	(4)俯卧位通气患者，可适当抬高床头、交替抬起受压部位，同时可在面部和其他身体受压部位使用减压工具。				
	(5)病情允许时，宜早期活动。				

（续表）

质控要点		执行情况			评价方法
		是	否	备注	
4. 正确使用合适的减压工具	(1) 高风险患者减压工具选择和使用正确。				现场观察询问
	(2) 持续受压部位预防性敷料选择和使用正确。				
	(3) 足跟、骶尾部、后枕部等受压部位减压工具选择和使用正确。				
5. 预防器械相关性压力损伤	(1) 器械类型、材质、型号选择适宜。				
	(2) 器械佩戴和固定正确，松紧适宜。				
	(3) 器械使用前，可用预防性敷料或衬垫进行保护。				
	(4) 可移动器械至少每班评估 1 次，根据器械接触处及周围皮肤或黏膜的颜色、肿胀程度等确定移动时机及频次。				
	(5) 经皮血氧饱和度监测探头至少每 4 小时移动 1 次，间歇充气压力袖带至少每班移动 1 次。				
	(6) 避免各类导管、仪器连线、电极片、经皮血氧饱和度监测探头等置于身下，局部皮肤无持续受压。				
	(7) 病情允许，尽早移除器械。				
6. 加强营养支持	(1) 关注患者体重、进食量/营养液入量、白蛋白等指标变化情况。				现场观察查看记录询问
	(2) 正确执行营养支持医嘱，并观察治疗效果。				
7. 交接重点	(1) 每班交接压力性损伤风险等级和护理措施，护理措施连续、完整。				
	(2) 床边交接时，重点查看持续受压部位皮肤状况。				

第三节 评估工具

一、Braden 评估量表

Braden 评估量表由 Braden 和 Bergstrom 于 1987 年研究制作，内容包括感知能力、潮湿程度、活动能力、移动能力、营养摄取能力、摩擦力和剪切力共 6 个条目，除了"摩擦力和剪切力"评分在 1～3 分，剩余条目均有 4 个评分等级。总分 6～23 分，得分越低，提示患者发生压力性损伤的风险越高。①低危：15～18 分；②中危：13～14 分；③高危：10～12 分；④极高危：≤9 分。量表的 Cronbach's α 系数为 0.799。

Braden 评估量表

评分内容	评分标准				评分
	1 分	2 分	3 分	4 分	
1. 感知能力	完全受限	大部分受限	轻度受限	无损害	
2. 潮湿程度	持续潮湿	常常潮湿	偶尔潮湿	罕见潮湿	
3. 活动能力	卧床	受限于椅子	偶尔下床活动	经常下床活动	
4. 移动能力	完全受限	非常受限	轻微受限	不受限	
5. 营养摄取能力	非常差	可能不足	充足	丰富	
6. 摩擦力和剪切力	存在问题	潜在问题	不存在问题		

二、Waterlow 评估量表

Waterlow 评估量表由 Judy Waterlow 于 1985 年研究制作，内容包括体重指数（body mass index，BMI）、皮肤类型、性别、年龄、营养状况、失禁情况、运动能力、组织营养不良、神经功能障碍、药物治疗、手术共 11 个条目，各条目分值不等。总分越高，提示患者发生压力性损伤的风险越高。Waterlow 评估量表临界值为 10 分及以上，分为：①危险：10～14 分；②高危：15～19 分；③极高危：≥ 20 分。量表的 Cronbach's α 系数为 0.785。

Waterlow 评估量表

体重指数		皮肤类型		性别		年龄		营养状况	
正常（BMI=18.5～22.9）	0	健康	0	男	1	14～49	1	A 是否存在体重减轻？是→B 否→C 不确定→C（记2分）	
超重（BMI=23～24.9）	1	薄	1	女	2	50～64	2		
		干燥	1			65～74	3	B 体重减轻程度 0.5～5 kg =1	
		水肿	1			75～80	4	5～10 kg =2 10～15 kg =3 >15 kg =4 不确定 =2	
肥胖（BMI≥25）	2	潮湿	1			81+	5	C 是否进食很差或缺乏食欲？否→0 是→1	
		颜色差	2						
消瘦（BMI＜18.5）	3	裂开/红斑	3					营养评估值 >2分，需转介做评估/处理	

失禁情况		运动能力		组织营养不良		神经功能障碍	
完全控制/留置尿管	0	完全	0	恶病质	8	糖尿病/多发性硬化症/	4～6
偶尔失禁	1	烦躁不安	1	多器官衰竭	8	心脑血管疾病	4～6
尿/大便失禁	2	冷漠的	2	单器官衰竭	5	感觉受限	4～6
大小便失禁	3	限制的	3	外周血管病	5	半身不遂 截瘫	
		迟钝	4	贫血（Hb＜8）	2		
		固定	5	吸烟	1		

药物治疗		手术	
大剂量类固醇/细胞毒性药物/抗生素	4	骨科/脊椎手术	5
		手术时间＞2小时	5
		手术时间＞6小时	8

三、Cubbin&Jackson 评估量表

Cubbin&Jackson 评估量表由英国学者 Beverley Cubbin 和 Christine Jackson 于 1991 年针对重症患者编制，1999 年进行修订，内容包括年龄、体重状况、既往病史、皮肤状况、精神状态、活动力、血流动力学状态、呼吸、氧需求状况、营养、失禁情况、个人卫生自理能力共 12 个条目，总分 9 ～ 48 分，总分低于 29 分为压力性损伤高危患者。量表的 Cronbach's α 系数为 0.708。

Cubbin&Jackson 评估量表

评分项目	1分	2分	3分	4分	评分
年龄（岁）	>70	55～70	40～54	<40	
体重状况		消瘦	肥胖	正常	
既往病史	非常严重	严重	轻微	无	
皮肤状况	坏疽、渗出（深层组织）	擦破（表皮）	发红（潜在破损）	完整	
精神状态	昏迷/反应迟钝/镇静+镇静	冷漠/镇静，但有反应	烦躁、焦虑	意识清楚	
活动力	不能耐受移动/已护理好的卧位	无法移动但可耐受变体位	需坐轮椅	走路需帮助	
血流动力学状态	使用正性肌力药，病情不稳定	不用正性肌力药，病情不稳定	使用正性肌力药，病情稳定	不用正性肌力药，病情稳定	
呼吸	休息时呼吸急促	机械通气	持续正压通气/三通管通气	自主呼吸	
氧需求状况	需氧量≥60%，无法维持动脉血气，休息时氧饱和度降低	需氧量40%～60%，动脉血气稳定但活动时氧饱和度降低	需氧量40%～60%，活动时氧含量稳定	需氧量<40%，活动时氧含量稳定	
营养	仅静脉营养	肠外营养	易消化饮食、口腔流质饮食、肠内营养	普通饮食/流质饮食	
失禁情况	尿失禁+大便失禁/长期腹泻	大便失禁/偶尔腹泻	尿失禁/大汗	无失禁/无尿/导尿	
个人卫生自理能力	完全依赖他人	需多帮助维持卫生	需帮助维持卫生	独立维持卫生	

注：48 小时内有手术或扫描检查减 1 分；需输血或血制品减 1 分；低体温减 1 分。

第二章

预防成人术中获得性压力性损伤

第一节　预防成人术中获得性压力性损伤过程质控要点

一、术前评估

1. 了解患者一般情况及与手术相关情况。

（1）一般情况：年龄、BMI、肢体活动、现有压力性损伤风险等级、是否存在既往或现有压力性损伤，以及是否有糖尿病、心脑血管疾病病史等。

（2）手术相关情况：手术类型、预计手术时长、手术体位、麻醉方式等。

2. 评估全身皮肤颜色、温度、完整性、有无水肿、压痛等，重点评估与手术体位相关的受压部位皮肤情况。常见手术体位的受压部位如下。

（1）仰卧位：枕部、肩胛部、肘部、骶骨、尾骨、臀部、足跟。

（2）俯卧位：前额、下颌、面颊、肩部（前）、肘、胸部（乳房）、生殖器、骨盆前骨（髂骨和坐骨）、膝盖（髌骨）、足背和足趾、鼻部。

（3）截石位：仰卧位的受力点，特别是骶骨、尾骨、腘窝。

（4）侧卧位：一侧脸和耳、肘部、肩部、腋下、上下的手臂、肋骨、臀部（大转子）、踝骨、弯曲的下肢、膝部、足踝。

3. 结合患者病情，可使用适宜的风险评估工具进行压力性损伤风险评估。

4. 根据评估情况，拟定术中预防措施。

二、术中预防

落实预防措施，并根据术中情况动态调整。

（一）正确使用合适的减压工具

1. 对于有压力性损伤风险的患者，可选择并正确使用预防性敷料[1]、减压垫等进行皮肤减压，如三四级手术或骨科、神经外科、心胸外科手术患者，可于受压部位使用预防性敷料。

2. 安置体位时，可选择并正确使用头枕、膝枕、肩垫、胸垫、足跟垫等体位垫分散压力。

（二）受压部位间歇减压

1. 观察受压部位皮肤的颜色、肿胀程度等，在无医学禁忌且在手术医生同意下，至少每 2 小时对受压部位进行 1 次间歇减压。

2. 通过小范围移动或调整可触及的非手术受压部位、体位垫等进行减压。

（三）预防器械相关性压力性损伤

1. 结合患者体型和局部皮肤状况，选择类型、材质、型号合适的器械。

2. 正确佩戴和固定器械，松紧适宜。

3. 使用器械前，可用预防性敷料或衬垫进行保护。

4. 在不影响手术情况下，至少每 2 小时小范围移动 1 次器械，

1　预防性敷料是有压力性损伤预防作用的敷料总称，主要包括透明薄膜敷料、泡沫敷料及水胶体敷料等。使用时应根据产品说明书选择明确可用的产品，防止超适应证使用。

或根据器械接触处及周围皮肤黏膜的颜色、肿胀程度等及时调整。

5. 避免各种导管、仪器连线及其他器械可移动部件等导致局部皮肤持续受压。

（四）预防皮肤浸渍

1. 消毒时应避免过量使用消毒液，可在消毒区域皮肤周围垫衬无菌巾，消毒结束后及时撤除。

2. 可使用含集液袋的医用皮肤保护膜或无菌收集袋等收集术中产生的大量渗出液、渗血及冲洗液。

3. 术中床单浸湿时，及时更换或使用棉垫覆盖。

4. 在易浸渍皮肤区域，预防性使用皮肤保护剂或粘贴保护膜。

（五）预防术中低体温

1. 观察体温变化，动态调整保温措施。

2. 手术室温度控制在 21 ～ 25 ℃，湿度控制在 30% ～ 60%。严重创伤、大面积烧伤等患者可适当调高室温。

3. 注意患者保暖，避免不必要的暴露，可加盖保暖用品、使用充气式加温仪等。

4. 患者大量输液（> 2000 mL）、大量输血（> 500 mL）时，对静脉输注或体腔冲洗的液体加温至 37 ℃。

三、术后交接

1. 术毕查看受压部位皮肤情况，并记录。

2. 重点交接

（1）有无新发压力性损伤、原有压力性损伤分期有无加重。

（2）手术体位及受压部位、受压部位皮肤情况及采取的预防措施、手术时长、术中出血量、生命体征等。

第二节 预防成人术中获得性压力性损伤过程质控要点查检表

质控要点		执行情况			评价方法
		是	否	备注	
术前评估					
1. 了解患者一般情况及手术相关情况	(1) 一般情况:年龄、体重指数(BMI)、肢体活动、现有压力性损伤风险等级、是否存在既往或现有压力性损伤,以及是否有糖尿病、心脑血管疾病病史等。				现场观察查看记录询问
	(2) 手术相关情况:手术类型、预计手术时长、手术体位、麻醉方式等。				
2. 评估全身皮肤颜色、温度、完整性、有无水肿、压痛等,重点评估与手术体位相关的受压部位皮肤情况。					
3. 风险评估工具选择适宜。					
4. 根据评估情况,拟定术中预防措施。					
术中预防					
1. 正确使用合适的减压工具	(1) 对于有压力性损伤风险的患者,预防性敷料、减压垫等减压工具选择和使用正确。				现场观察查看记录询问
	(2) 安置体位时,头枕、膝枕、肩垫、胸垫、足跟垫等体位垫选择和使用正确。				
2. 受压部位间歇减压	(1) 在无医学禁忌且在手术医生同意下,至少每2小时对受压部位进行1次间歇减压。				现场观察询问
	(2) 小范围移动或调整可触及的非手术受压部位、体位垫等。				

（续表）

质控要点		执行情况			评价方法
		是	否	备注	
3.预防器械相关性压力性损伤	(1) 器械类型、材质、型号选择适宜。				现场观察询问
	(2) 器械佩戴和固定正确，松紧适宜。				
	(3) 器械使用前，可用预防性敷料或衬垫进行保护。				
	(4) 在不影响手术情况下，至少每2小时小范围移动1次器械，或根据器械接触处及周围皮肤黏膜的颜色、肿胀程度等及时调整。				
	(5) 避免各种导管、仪器连线及其他器械可移动部件等导致局部皮肤持续受压。				
4.预防皮肤浸渍	(1) 消毒时避免过量使用消毒液，可在消毒区域皮肤周围垫衬无菌巾，消毒结束后及时撤除。				
	(2) 使用含集液袋的医用皮肤保护膜或无菌收集袋等收集术中产生的大量渗出液、渗血及冲洗液。				
	(3) 术中床单浸湿时，及时更换或使用棉垫覆盖。				
	(4) 在易浸渍皮肤区域，预防性使用皮肤保护剂或粘贴保护膜。				
5.预防术中低体温	(1)观察体温变化,动态调整保温措施。				现场观察查看记录询问
	(2) 手术室温度控制在21～25 ℃，湿度控制在30%～60%。严重创伤、大面积烧伤等患者适当调高室温。				
	(3)注意患者保暖，避免不必要的暴露。				
	(4) 大量输液（＞2000 mL）、大量输血（＞500 mL）时，对静脉输注或体腔冲洗的液体加温至37 ℃。				

（续表）

质控要点		执行情况			评价方法
		是	否	备注	
术后交接					
1.术毕查看受压部位皮肤情况，并记录。					现场观察查看记录
2.重点交接	(1) 有无新发压力性损伤、原有压力性损伤分期有无加重。				现场观察查看记录询问
	(2) 手术体位及受压部位、受压部位皮肤情况及采取的预防措施、手术时长、术中出血量、生命体征等。				

第三部分

预防置管患者非计划拔管

第一章

预防气管导管非计划拔管[1]

第一节　预防气管导管非计划拔管过程质控要点

一、管道管理

（一）妥善固定

1. 气管插管导管固定

（1）根据患者意识状态和面部皮肤情况，选择合适的固定材料，如胶布、气管插管固定器等，通过1种或多种方法联合使用，确保固定牢固。

（2）固定材料如有潮湿、松动等，应及时更换。

（3）更换固定材料或进行口腔护理时，应双人操作，其中一人固定气管插管导管，避免移位或脱出。

2. 气管切开套管固定

（1）根据患者颈部皮肤、颈围等情况，选择合适的固定材料，如无弹力的系带、固定带等，确保固定牢固。

1　气管导管包括气管插管导管和气管切开套管。气管切开套管包括有气囊的气管切开套管和无气囊的气管切开套管。

（2）保持固定系带松紧适宜，以放入一指为宜。

（3）系带若有潮湿、污染等，应及时更换。

（4）更换固定材料或取放内套管时，应固定外套管，避免移位或脱出。

3. 气管导管与呼吸机连接时，应妥善固定呼吸机管路，必要时使用支架等辅助固定装置，避免对气管导管造成牵拉。

4. 动态评估气管导管有无移位，气管插管导管至少每 8 小时记录 1 次导管置入深度或外露刻度。如疑似发生移位（气管插管导管移动 > 1 cm），需立即确认导管位置，必要时通知医师，调整导管位置或做好重新置管准备。

5. 对于有气囊的气管插管导管和气管切开套管，应每 6～8 小时监测 1 次气囊压力，确保压力维持在 25～30 cmH$_2$O。

6. 患者体位变化、转运、吸痰、口腔护理等操作前后需确认导管位置，必要时监测气囊压力。

（二）保持通畅

1. 观察患者呼吸形态、呼吸机参数、波形，判断呼吸通路是否通畅。

2. 避免管道受压、扭曲、打折。对于经口气管插管患者，观察有无咬管情况。

3. 根据患者病情、呼吸功能及痰液颜色、性状和量，选择合适的气道湿化方式，保持气道内适宜的温湿度，避免痰痂堵塞。

4. 按需吸痰。病情允许时，可通过翻身叩背、机械辅助排痰、变换体位等措施帮助患者排痰。

二、患者管理

动态评估患者意识、肌力、疼痛、咳嗽和配合度等情况，识别患者自行拔管风险。加强镇痛镇静、谵妄和身体约束的管理，及时满足患者生理心理需求。

（一）镇痛镇静管理

1. 选择适宜的疼痛评估工具进行评估，常用量表包括数字评定量表（numeric rating scale，NRS）、行为疼痛量表（behavioral pain scale，BPS）、重症监护疼痛观察工具（critical-care pain observation tool，CPOT）（见第三节）。遵医嘱使用镇痛药物，镇痛期间密切监测镇痛效果和生命体征，将患者的疼痛程度控制在轻度及以下范围内。

2. 遵医嘱使用镇静药物，可根据 Richmond 躁动—镇静评分（Richmond agitation-sedation scale，RASS）和（或）镇静—躁动评分（sedation-agitation scale，SAS）（见第三节）动态调整给药方式和药物用量，使患者的镇静深度达到治疗目标，避免镇静不足或过度。使用镇静药物期间，注意监测生命体征。镇静中断时，宜专人守护，必要时进行有效约束。

（二）谵妄管理

1. 观察患者临床表现，若患者出现疑似谵妄症状时，应进行谵妄评估，常用量表包括 ICU 患者意识模糊评估法（confusion assessment method of intensive care unit，CAM-ICU）、重症监护谵妄筛查量表（intensive care delirium screening checklist，ICDSC）（见第三节）。

2.对于谵妄患者，应积极治疗原发疾病，减少或避免引发谵妄的高危因素，必要时遵医嘱用药。

（三）身体约束管理

1.合理把握约束指征，对于意识障碍、烦躁不安、术后麻醉未清醒等患者，必要时遵医嘱给予有效约束。

2.约束时肢体应处于功能位，动态观察约束效果及有无并发症，必要时更换约束部位。若体位改变，应及时调整约束位置，确保手部与气管导管距离保持 20 cm 以上。

3.动态评估约束的必要性，及时解除不必要的约束。

（四）关注患者需求

1.了解并满足患者需求，可采用沟通卡、写字板、肢体语言等方式交流。

2.关注患者心理状态，可采用音乐、阅读、家属支持等方法缓解患者焦虑、烦躁。

（五）健康指导

1.根据患者意识情况及配合能力，提供管道护理方法、呼吸功能锻炼等方面的健康指导。

2.鼓励患者及其家属主动参与管道管理。

三、尽早拔管

1.每日评估导管留置必要性，观察患者自主呼吸、咳嗽能力、气道分泌物情况、气道内吸痰频率，判断患者呼吸功能情况，符合拔管指征者遵医嘱尽早拔除。

2.拔管前对清醒患者进行呼吸、咳嗽等功能训练，训练期间关注患者非计划拔管风险。

第二节 预防气管导管非计划拔管
过程质控要点查检表

质控要点			执行情况			评价方法
			是	否	备注	
1. 妥善固定	(1)气管插管导管	① 固定材料适宜，固定牢固。				现场观察查看记录询问
		② 固定材料清洁干燥。				
		③ 更换固定材料或进行口腔护理时，双人操作。				
	(2)气管切开套管	① 固定材料适宜，固定牢固。				
		② 固定系带松紧适宜，以放入一指为宜。				
		③ 固定材料清洁干燥。				
		④ 更换固定材料或取放内套管时，固定外套管。				
	(3) 与呼吸机连接时，妥善固定呼吸机管路。					
	(4) 动态评估气管导管有无移位，气管插管导管至少每 8 小时记录 1 次置入深度或外露刻度，若有移位，处理正确。					
	(5) 对于有气囊的气管插管导管和气管切开套管，每 6～8 小时监测 1 次气囊压力，压力维持在 25～30 cmH$_2$O。					
	(6) 患者体位变化、转运、吸痰、口腔护理等操作前后确认导管位置，必要时监测气囊压力。					

（续表）

质控要点		执行情况			评价方法
		是	否	备注	
2. 保持通畅	(1) 观察患者呼吸形态、呼吸机参数、波形，判断呼吸通路是否通畅。				现场观察询问
	(2) 管道无受压、扭曲、打折。经口气管插管患者，无咬管情况。				
	(3) 气道湿化方式合适，气道内温湿度适宜，无痰痂堵塞。				
	(4) 按需吸痰。病情允许时，通过翻身叩背、机械辅助排痰、变换体位等措施帮助患者排痰。				
3. 镇痛镇静管理	(1) 疼痛评估工具选择适宜。遵医嘱使用镇痛药物，密切监测镇痛效果和生命体征，将患者的疼痛程度控制在轻度及以下范围内。				现场观察查看记录询问
	(2) 遵医嘱使用镇静药物，使患者的镇静深度达到治疗目标。使用镇静药物期间，监测生命体征。镇静中断时，宜专人守护，必要时进行有效约束。				
4. 谵妄管理	(1) 患者出现疑似谵妄症状时，进行谵妄评估。				
	(2) 对于谵妄患者，减少或避免引发谵妄的高危因素，必要时遵医嘱用药。				
5. 身体约束管理	(1) 约束指征把握合理，对于意识障碍、烦躁不安、术后麻醉未清醒等患者，必要时遵医嘱给予有效约束。				
	(2)约束肢体处于功能位，无约束相关并发症。体位改变时，及时调整约束位置。手部与气管导管距离保持 20 cm 以上。				
	(3) 动态评估约束的必要性，及时解除不必要的约束。				

（续表）

质控要点		执行情况			评价方法
		是	否	备注	
6.关注患者需求	(1) 了解并满足患者需求，采用沟通卡、写字板、肢体语言等方式交流。				现场观察询问
	(2) 关注患者心理状态，采用音乐、阅读、家属支持等方法缓解患者焦虑、烦躁。				
7.健康指导	(1) 根据患者意识情况及配合能力，提供管道护理方法、呼吸功能锻炼等方面的健康指导。				现场观察查看记录询问
	(2)患者及其家属主动参与管道管理。				
8.尽早拔管	(1) 每日评估导管留置必要性，符合拔管指征者遵医嘱尽早拔除。				
	(2) 拔管前对清醒患者进行呼吸、咳嗽等功能训练，关注训练期间患者非计划拔管风险。				

第三节　评估工具

一、疼痛评估工具

（一）数字评定量表（NRS）

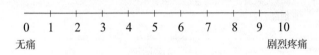

0　1　2　3　4　5　6　7　8　9　10

无痛　　　　　　　　　　　　　　　剧烈疼痛

注：0 为无痛，1～3 为轻度疼痛，4～6 为中度疼痛，7～9 为重度疼痛，10 为剧烈疼痛。

（二）行为疼痛量表（BPS）

项目	1 分	2 分	3 分	4 分
面部表情	放松	部分紧张	完全紧张	扭曲
上肢运动	无活动	部分弯曲	手指、上肢完全弯曲	完全回缩
通气依从性（插管）	完全能耐受	呛咳，大部分时间能耐受	对抗呼吸机	不能控制通气
发声（非插管）	无疼痛相关发声	呻吟≤3 次/分且每次持续时间≤3 秒	呻吟＞3 次/分或每次持续时间＞3 秒	咆哮或使用"哦""哎哟"等言语抱怨，或屏住呼吸

注：总分为 3～12 分，分值越高，患者的疼痛程度越高。

（三）重症监护疼痛观察工具（CPOT）

指标	描述	评分	
面部表情	未观察到肌肉紧张	自然、放松	0
	表现出皱眉、眉毛放低、眼眶紧绷和提肌收缩	紧张	1
	以上所有的面部变化加上眼睑轻度闭合	扮怪相	2
体动	不动（并不代表不存在疼痛）	无体动	0
	缓慢、谨慎的运动，触碰或抚摸疼痛部位，通过运动寻求关注	保护性体动	1
	拉拽管道，试图坐起来，运动肢体/猛烈摆动，不遵从指令，攻击工作人员，试图从床上爬出来	烦乱不安	2
肌肉紧张（通过被动的弯曲和伸展来评估）	对被动的运动不做抵抗	放松	0
	对被动的运动做抵抗	紧张和肌肉僵硬	1
	对被动的运动做剧烈抵抗，无法将其完成	非常紧张或僵硬	2
对呼吸机的顺应性（气管插管患者）	无警报发生，舒适地接受机械通气	耐受呼吸机或机械通气	0
	警报自动停止	咳嗽但是耐受	1
	不同步：机械通气阻断，频繁报警	对抗呼吸机	2
或发声（插管后的患者）	用正常腔调讲话或不发声	正常腔调讲话或不发声	0
	叹息、呻吟	叹息、呻吟	1
	喊叫、啜泣	喊叫、啜泣	2

注：每个条目 0～2 分，总分为 0～8 分，分值越高说明患者疼痛程度越高。

二、RASS/SAS 评分

（一）Richmond 躁动—镇静评分（RASS）

分数	分级	描述
+4	有攻击性	非常有攻击性，暴力倾向，对医务人员造成危险。
+3	非常躁动	非常躁动，拔除各种导管。
+2	躁动焦虑	身体激烈移动，无法配合呼吸机。
+1	不安焦虑	焦虑紧张，但身体活动不剧烈。
0	清醒平静	清醒自然状态。
−1	昏昏欲睡	没有完全清醒，声音刺激后有眼神接触，可保持清醒超过 10 秒。
−2	轻度镇静	声音刺激后能清醒，有眼神接触，< 10 秒。
−3	中度镇静	声音刺激后能睁眼，但无眼神接触。
−4	深度镇静	声音刺激后无反应，但疼痛刺激后能睁眼或运动。
−5	不可唤醒	对声音及疼痛刺激均无反应。

注：分值 −5 ～ −3 分为镇静状态；−2 ～ 0 分为理想镇静；1 ～ 4 分为激惹状态。

（二）镇静—躁动评分（SAS）

分数	分级	描述
7	危险躁动	拉拽气管内插管，试图拔除各种导管，翻越床栏，攻击医护人员，在床上辗转挣扎。
6	非常躁动	需要保护性约束并反复语言提示劝阻，咬气管插管。
5	躁动	焦虑或身体躁动，经言语提示劝阻可安静。
4	安静合作	容易唤醒，服从指令。
3	镇静	嗜睡，语言刺激或轻轻摇动可唤醒并能服从简单指令，但又迅速入睡。
2	非常镇静	对躯体刺激有反应，不能交流及服从指令，有自主运动。
1	不能唤醒	对恶性刺激无或仅有轻微反应，不能交流及服从指令。

注：恶性刺激指吸痰或用力按压眼眶、胸骨或甲床 5 秒。

三、谵妄评分表

（一）ICU 患者意识模糊评估法（CAM-ICU）

临床特征	评价指标
1. 精神状态突然改变或波动	任一问题回答"是"，该特征为阳性。 与基础水平相比患者的精神状态是否有突然变化 患者的精神状态（如 RASS、GCS 评分或以往的谵妄评估）在过去的 24 小时内有无起伏波动

2. 注意力不集中	注意力筛查试验，错误 ≥ 3 个，该特征为阳性。
	  数字测验："我读 10 个数字，你听到 1 时就握我的手"
	  用正常语调读数：8、1、7、5、1、4、1、1、3、6
	患者在读"1"时未握手为错误
	患者在读"1"以外的数字时握手也为错误

3. 意识水平变化	完全清醒以外的任何意识状态（即 RASS ≠ 0），该特征为阳性。
	  正常——对周围环境完全知道，并且有适当的互动
	  警惕——过度的警戒状态
	  嗜睡
	  昏睡
	  昏迷

4. 思维无序	错误 ≥ 2 个，该特征为阳性。 是非题（任意使用 A 组或 B 组，必要时，在连续工作日可交替使用） A 组问题： B 组问题： （1）石头会漂在水面上吗？ （1）树叶会漂在水面上吗？ （2）海里有鱼吗？ （2）海里有大象吗？ （3）1 斤比 2 斤重吗？ （3）2 斤比 1 斤重吗？ （4）你能用锤子砸钉子吗？ （4）你能用锤子砍木头吗？ 指令题 对患者说："举起这么多手指"（在患者面前举起 2 个手指）， "现在用另一只手做同样的事"（不重复手指的数目） * 如果患者双手不能同时活动，则把指令第二部分改为"让患者增加一个手指"。
诊断	1+2+3 或 4，可诊断患者存在谵妄。

（二）重症监护谵妄筛查量表（ICDSC）

症状	评分
1. 意识状态改变的水平＊（A～E），从A到E中选择1项： 　A. 对正常刺激反应过激　　　　　得1分 　B. 正常清醒状态　　　　　　　　得0分 　C. 对轻度和中度刺激有反应　　　得1分，如为使用镇静剂 　　　　　　　　　　　　　　　　导致则得0分 　D. 对强烈和重复性刺激　　　　　＊＊停止评估 　　（很大的声音和疼痛）有反应 　E. 没有反应　　　　　　　　　　＊＊停止评估	
2. 注意力不集中（有下列情况者得1分）： 　A. 患者很难跟随交谈或遵循指令； 或B. 注意力容易被外界刺激所转移； 或C. 难以转移注意力。 测试：患者的眼光是否能跟随你的指令？	
3. 定向障碍（有下列情况者得1分）： 　A. 对时间、地点或人物的任何明显识别错误得1分。 测试：患者是否能辨认护理人员？	
4. 幻觉（有下列情况者得1分）： 　A. 出现幻觉或由于幻觉导致异常行为（幻觉＝感知到根本不存 　　在的事物）； 或B. 错觉或现实验证明显异常（错觉＝对错误的认知坚信不疑）。 测试：患者是否看见不存在的事物？患者是否对周围的人和物产生 恐惧感？	
5. 精神运动性兴奋或迟钝（有下列情况者得1分）： 　A. 过度兴奋，需要使用镇静剂或固定手段来防止潜在的危险（如 　　拔掉留置静脉针、伤害医务人员）； 或B. 活动减退或临床上明显的神经运动性迟钝。	
6. 不恰当的言语或情绪（有下列情况者得1分）： 　A. 不恰当的、紊乱的或不连贯的言语； 或B. 对事物或所处境遇表现出不恰当的情绪。 测试：患者是否对当前的临床状况非常淡漠？	

症状	评分
7. 睡眠 / 清醒周期紊乱（有下列情况者得 1 分）： 　　A. 一天中的睡眠时间小于 4 小时； 　或 B. 夜间经常醒（不指被医务人员唤醒或被杂音吵醒）； 　或 C. 一天中的多数时间处于睡眠状态。	
8. 症状波动（有下列情况者得 1 分）： 　24 小时内出现症状波动（例如，从一个班次到另一个班次以上条 　目中的症状出现波动）。	
简体中文版 ICDSC 总分（1 到 8 条相加）≥ 4 分时患者存在谵妄。	

第二章

预防导尿管非计划拔管

第一节　预防导尿管非计划拔管
过程质控要点

一、管道管理

（一）正确留置

1. 掌握置管适应证，遵医嘱留置导尿管。

2. 根据患者年龄、尿道情况、留置目的和时间，选择材质、型号适宜的导尿管。

3. 置入导尿管应遵循无菌原则。

4. 置入前，检查导尿管是否在有效期内及功能是否完好。

5. 置入后，按产品说明书向球囊注入适量的液体或气体进行内固定，轻拉导尿管不脱出。

6. 根据患者体位及活动情况，选择合适的固定材料和固定方法进行外固定，常固定在大腿内侧或下腹部。

（二）妥善固定

1. 观察导尿管固定情况，若固定材料有潮湿、松动、污染等情况应及时更换并重新固定。

2. 患者过床、翻身、穿脱衣物、外出检查等过程中，避免外力牵拉导尿管。

（三）保持通畅

1. 避免导尿管扭曲、受压、打折，确保管路通畅。

2. 观察尿液有无结晶、絮状物、血凝块等，若导尿管有堵塞应遵医嘱进行处理。

（四）预防感染

1. 保持会阴部和尿道口清洁。

2. 保持导尿管和集尿袋整体的密闭性。

3. 防止尿液反流：

（1）保持集尿袋始终低于膀胱水平。

（2）搬动患者时应暂时夹闭引流管。

（3）及时排空集尿袋，尿液不宜超过集尿袋容量的 3/4。

4. 集尿袋排尿端口不可接触尿液收集容器或地面。

5. 按照产品说明书和患者实际情况更换导尿管，并标注更换日期和时间。

6. 按照产品说明书更换集尿袋，更换时应注意无菌操作，若集尿袋出现破损、引流不畅等情况应及时更换。

二、患者管理

（一）每日评估

1. 评估尿液的颜色、性状和量，必要时评估膀胱膨隆程度，若有异常应遵医嘱对症处理。

2. 评估患者意识状态、疼痛和配合程度等，必要时遵医嘱予以约束和镇痛镇静治疗，并做好相应评估和记录。

（二）健康指导

1. 留置期间，指导患者及其家属主要掌握以下内容。

（1）穿脱衣物、翻身、下床活动时，避免外力牵拉导尿管。

（2）保持导尿管通畅，避免受压、打折。

（3）保持集尿袋始终低于膀胱水平。

（4）保持导尿管与集尿袋连接紧密。

（5）保持会阴部和尿道口清洁。

（6）病情允许时，尽量多饮水。

（7）若出现尿频、尿急、尿痛等不适症状或尿液有结晶、絮状物、血凝块等情况时，及时告知医护人员处理，请勿自行拔管。

2. 评估患者及其家属对于健康指导内容的掌握情况，并据此调整健康指导重点。

3. 鼓励患者及其家属主动参与管道管理。

三、尽早拔管

1. 根据患者病情和治疗需要，每日评估导管留置必要性，符合拔管指征者遵医嘱尽早拔除。

2. 术后患者如无留置导尿的必要性，宜在术后 24 小时内遵医嘱尽早拔除。

第二节 预防导尿管非计划拔管 过程质控要点查检表

质控要点		执行情况			评价方法
		是	否	备注	
1. 正确留置	(1) 置管适应证掌握正确，遵医嘱留置导尿管。				现场观察 查看记录 询问
	(2) 导尿管材质、型号适宜。				
	(3) 置入导尿管遵循无菌原则。				
	(4) 置入前确认导尿管在有效期内且功能完好。				
	(5) 置入后按产品说明书进行内固定，轻拉导尿管不脱出。				
	(6) 外固定材料、方法和位置适宜。				
2. 妥善固定	(1) 固定材料清洁干燥，固定牢固。				现场观察 询问
	(2) 患者过床、翻身、穿脱衣物、外出检查等过程中，导尿管无牵拉。				
3. 保持通畅	(1) 导尿管无扭曲、受压、打折。				
	(2) 尿液无结晶、絮状物、血凝块等，若有堵塞，遵医嘱进行处理。				
4. 预防感染	(1) 会阴部和尿道口清洁。				现场观察 查看记录 询问
	(2) 导尿管和集尿袋整体的密闭性完好。				
	(3) 尿液无反流： ① 集尿袋低于膀胱水平。 ② 搬动患者时，引流管暂时夹闭。 ③ 集尿袋及时排空，尿液不超过集尿袋容量的 3/4。				

51

（续表）

质控要点		执行情况			评价方法
		是	否	备注	
4. 预防感染	(4) 集尿袋排尿端口与尿液收集容器或地面无接触。				现场观察查看记录询问
	(5) 按照产品说明书和患者实际情况更换导尿管，标注更换日期和时间。				
	(6) 按照产品说明书更换集尿袋，更换时注意无菌操作。集尿袋引流通畅、无破损。				
5. 每日评估	(1) 评估尿液的颜色、性状和量，必要时评估膀胱膨隆程度，若有异常，遵医嘱对症处理。				
	(2) 评估患者意识状态、疼痛和配合程度等，必要时遵医嘱予以约束和镇痛镇静治疗，并做好相应评估和记录。				
6. 健康指导	(1) 患者及其家属知晓健康指导内容。				
	(2) 根据患者及其家属掌握情况，调整健康指导重点。				
	(3) 患者及其家属主动参与管道管理。				
7. 尽早拔管	(1) 每日评估导管留置必要性，符合拔管指征者遵医嘱尽早拔除。				
	(2) 术后患者如无留置导尿的必要性，宜在术后24小时内遵医嘱尽早拔除。				

第三章

预防 CVC 非计划拔管

第一节　预防 CVC 非计划拔管过程质控要点

一、管道管理

（一）妥善固定

1. 根据患者穿刺部位皮肤情况，选用合适的固定材料，宜选用无菌透明敷料，便于观察。对于有黏胶过敏、皮肤病变、皮肤完整性受损、穿刺点渗血（渗液）多及出汗多等不宜使用黏胶类敷料的患者，可使用纱布类敷料或功能性敷料。

2. 固定时：

（1）根据导管外露长度宜"C"或"U"形放置。

（2）无菌透明敷料以穿刺点为中心无张力放置，并进行塑形、抚压，使之与皮肤紧密贴合。

（3）对敷料外导管用高举平台法进行固定，以不影响观察穿刺点并保持输液通畅为宜。

3. 输液时，妥善固定输液管路，避免牵拉导管。

4. 每班评估导管置入长度或外露刻度，至少每日记录 1 次。若发生移位或疑似异位时，需重新确认导管尖端位置并记录。

5.无菌透明敷料至少每7天更换1次，无菌纱布敷料至少每2天更换1次。若穿刺部位发生渗血、渗液及敷料出现松动、潮湿、污染、完整性受损等情况应及时更换。

6.更换敷料时，宜从导管远端向近端去除敷料，避免导管移位。

（二）保持通畅

1.观察导管内有无血液或药物残留，输液管路有无扭曲、打折、受压，确保通畅。

2.给药前，应回抽血液确定导管在静脉内，并用生理盐水脉冲式冲管。若抽吸无回血或冲管遇阻力，禁止强行冲管，应评估堵塞原因，根据原因做相应处理。

3.给药结束时，先进行脉冲式冲管，再正压封管。

4.冲管时，应使用生理盐水脉冲式冲管；冲管液量至少是导管及附加装置容积的2倍。应使用10 mL及以上的注射器或预充式导管冲洗器进行冲管。若输注药物与生理盐水不相容，可先使用5%葡萄糖注射液再用生理盐水冲管。

5.封管时，可根据患者凝血功能选择生理盐水或10 U/mL肝素盐水进行正压封管。封管液量应为导管及附加装置容积的1.2倍。应使用10 mL及以上的注射器或预充式导管冲洗器进行封管。

6.多腔导管各腔均需冲管和封管。

7.输血或输注肠外营养液、甘露醇等黏稠制剂前后，应充分冲管。

8.关注输注药物间的配伍禁忌，避免药物结晶或沉淀。

（三）预防感染

1. 在进行导管维护和使用导管时，应一人一针一管一剂一用，遵循无菌操作原则，严格执行手卫生。

2. 更换敷料时，以穿刺点为中心进行皮肤和导管消毒，皮肤消毒范围应大于敷料覆盖范围，消毒液自然干燥后方可操作，不宜在穿刺点局部使用抗菌软膏或乳剂。

3. 输液接头至少每 7 天更换 1 次，若有血液或药物残留、疑似污染、破损或松脱等情况应及时更换。

4. 经输液接头用药前或更换输液接头时，应使用消毒剂多方位擦拭接头或接口的横截面及外围，擦拭时间为 5 ～ 15 秒或参照产品说明书。

5. 输液器应每 24 小时或根据产品使用说明书更换，输注特殊药物时应根据药物说明书更换。输注全血、成分血的输血器应每 4 小时更换 1 次。若输液器、输血器被污染或完整性受损时应立即更换。

6. 基于治疗方案和患者病情，尽可能减少输液附加装置的使用。

二、患者管理

（一）每日评估

1. 根据患者病情和静脉输液治疗需要，评估导管留置必要性，拔除无须留置的导管。

2. 观察患者局部皮肤及穿刺点有无红、肿、热、痛、渗血、渗液、分泌物等，评估患者有无发热（＞ 38 ℃）、寒战或低血压等全身感染表现，若有异常应遵医嘱处理。

3. 评估患者意识状态、疼痛和配合程度等，必要时遵医嘱予以约束或进行镇痛镇静治疗，并做好相应评估和记录。

（二）健康指导

1. 留置期间，指导患者及其家属主要掌握以下内容。

（1）穿脱衣物、翻身、下床活动时避免牵拉导管。

（2）保持通畅，避免导管扭曲、打折、受压。

（3）保持敷料周围皮肤清洁干爽，避免潮湿。

2. 若出现以下情况应及时告知医护人员处理，请勿自行拔管。

（1）穿刺点及局部皮肤有红、肿、热、痛、渗血、渗液、分泌物。

（2）敷料潮湿、卷边、松脱、破损。

（3）输液接头或接口松脱、破裂、漏液。

（4）导管断裂、破损。

3. 评估患者及其家属对于健康指导内容的掌握情况，并据此调整健康指导重点。

4. 鼓励患者及其家属主动参与管道管理。

第二节 预防 CVC 非计划拔管

过程质控要点查检表

质控要点		执行情况			评价方法
		是	否	备注	
1. 妥善固定	(1) 固定材料适宜。				现场观察查看记录询问
	(2) 固定时： ① 根据导管外露长度宜"C"或"U"形放置。 ② 无菌透明敷料以穿刺点为中心无张力放置，并进行塑形、抚压，与皮肤贴合紧密。 ③ 用高举平台法固定敷料外导管，不影响观察穿刺点并保持输液通畅。				
	(3) 输液管路妥善固定，导管无牵拉。				
	(4) 每班评估导管置入长度或外露刻度，至少每日记录1次。移位或疑似移位时，重新确认导管尖端位置并记录。				
	(5) 敷料清洁、干燥、完整，无菌透明敷料至少每7天更换1次，无菌纱布敷料至少每2天更换1次。				
	(6) 更换敷料时，从导管远端向近端去除，导管无牵拉或移位。				
2. 保持通畅	(1) 导管内无血液或药物残留，输液管路无扭曲、打折、受压。				现场观察询问
	(2) 给药前，回抽血液确定导管在静脉内，并用生理盐水脉冲式冲管。若抽吸无回血或冲管遇阻力，禁止强行冲管。				

（续表）

质控要点		执行情况			评价方法
		是	否	备注	
2. 保持通畅	(3) 给药结束时，先进行脉冲式冲管，再正压封管。				现场观察询问
	(4) 冲管时，使用 10 mL 及以上的注射器或预充式导管冲洗器进行脉冲式冲管。冲管液选择适宜，冲管液量至少是导管及附加装置容积的 2 倍。				
	(5) 封管时，使用 10 mL 及以上的注射器或预充式导管冲洗器进行正压封管。封管液选择适宜，封管液量为导管及附加装置容积的 1.2 倍。				
	(6) 多腔导管各腔均需冲管和封管。				
	(7) 输血或输注肠外营养液、甘露醇等黏稠制剂前后，充分冲管。				
	(8) 关注输注药物间的配伍禁忌，无药物结晶或沉淀。				
3. 预防感染	(1) 导管维护和使用时，应一人一针一管一剂一用，遵循无菌操作原则，严格执行手卫生。				现场观察查看记录询问
	(2) 更换敷料时，皮肤和导管消毒以穿刺点为中心，皮肤消毒范围应大于敷料覆盖范围，消毒液自然干燥后进行操作，穿刺点局部不宜使用抗菌软膏或乳剂。				
	(3) 输液接头至少每 7 天更换 1 次，无血液或药物残留、污染、破损或松脱等情况。				
	(4) 经输液接头用药前或更换输液接头时，使用消毒剂多方位擦拭接头或接口的横截面及外围，擦拭时间为 5 ～ 15 秒或参照产品说明书。				

（续表）

质控要点		执行情况			评价方法
		是	否	备注	
3.预防感染	(5) 输液器每 24 小时或根据产品使用说明书更换，输注特殊药物时根据药物说明书更换。输注全血、成分血的输血器每 4 小时更换 1 次。输液器、输血器无污染且无完整性受损。				现场观察查看记录询问
	(6) 尽可能减少输液附加装置的使用。				
4.每日评估	(1) 评估导管留置必要性，拔除无须留置的导管。				
	(2) 评估患者有无局部皮肤、穿刺点及全身感染表现，若有异常，遵医嘱处理。				
	(3) 评估患者意识状态、疼痛和配合程度等，必要时遵医嘱予以约束或进行镇痛镇静治疗，并做好相应评估和记录。				
5.健康指导	(1) 患者及其家属知晓健康指导内容。				
	(2) 根据患者及其家属掌握情况，调整健康指导重点。				
	(3) 患者及其家属主动参与管道管理。				

第四章

预防 PICC 非计划拔管

第一节　预防 PICC 非计划拔管
　　　　过程质控要点

一、管道管理

（一）置管

1. 掌握置管适应证，按需置管。若患者有出血、凝血障碍、不合作或躁动等情况，须谨慎置管。

2. 根据患者年龄、血管直径和输注液体种类等，选择管径和管腔适宜的导管。首选肘上贵要静脉，避开肘窝、静脉瓣、瘢痕、炎症、硬结、破损皮肤、创伤部位及受损血管等处。

3. 置管全程遵循无菌操作原则，严格执行手卫生，建立最大无菌屏障。

4. 置管时宜使用超声引导穿刺、心腔内电图定位技术实时定位，提高置管成功率。

5. 置管后应使用 X 线检查，确认导管尖端位置。

（二）维护

1. 妥善固定

（1）根据患者穿刺部位皮肤情况，选用合适的固定材料，宜选用无菌透明敷料，便于观察。对于有黏胶过敏，皮肤病变，皮肤完整性受损，穿刺点渗血、渗液多及出汗多等不宜使用黏胶类敷料的患者，可使用纱布类敷料或功能性敷料。

（2）固定时：

①根据导管外露长度宜"C"或"U"形放置。

②无菌透明敷料以穿刺点为中心无张力放置，并进行塑形抚压，使之与皮肤紧密贴合。

③对敷料外导管用高举平台法进行固定，以不影响观察穿刺点并保持输液通畅为宜。

（3）输液时，妥善固定输液管路，避免牵拉导管。

（4）住院患者每班评估导管置入长度或外露刻度，至少每日记录1次。门诊患者每次维护时进行评估并记录。若导管发生移位，应根据导管尖端位置进行调整，外移部分不应送进血管内。

（5）无菌透明敷料至少每7天更换1次，无菌纱布敷料至少每2天更换1次。若穿刺部位发生渗血、渗液及敷料出现松动、潮湿、污染、完整性受损等情况应及时更换。

（6）更换敷料时，宜从导管远端向近端去除敷料，避免导管移位。

2. 保持通畅

（1）观察导管内有无血液或药物残留，输液管路有无扭曲、打折、受压，确保通畅。

（2）给药前，应回抽血液确定导管在静脉内，并用生理盐水脉冲式冲管。若抽吸无回血或冲管遇阻力，禁止强行冲管，应评估堵塞原因，根据原因做相应处理。

（3）给药结束时，先进行脉冲式冲管，再正压封管。

（4）冲管时，应使用生理盐水脉冲式冲管。冲管液量至少是导管及附加装置容积的 2 倍。应使用 10 mL 及以上的注射器或预充式导管冲洗器进行冲管。若输注药物与生理盐水不相容，可先使用 5% 葡萄糖注射液再用生理盐水冲管。

（5）封管时，可根据患者凝血功能选择生理盐水或 10 U/mL 肝素盐水进行正压封管。封管液量应为导管及附加装置容积的 1.2 倍。应使用 10 mL 及以上的注射器或预充式导管冲洗器进行封管。

（6）多腔导管各腔均需冲管和封管。

（7）输血或输注肠外营养液、甘露醇等黏稠制剂前后，应充分冲管。

（8）关注输注药物间的配伍禁忌，避免药物结晶或沉淀。

（9）避免从非耐高压 PICC 中进行加压注射，防止导管破裂。

（10）导管使用间歇期至少每 7 天冲封管 1 次。

3. 预防感染

（1）在进行导管维护和使用导管时，应一人一针一管一剂一用，遵循无菌操作原则，严格执行手卫生。

（2）更换敷料时，以穿刺点为中心进行皮肤和导管消毒，皮肤消毒范围应大于敷料覆盖范围，消毒液自然干燥后方可操作，不宜在穿刺点局部使用抗菌软膏或乳剂。

（3）输液接头至少每 7 天更换 1 次，若有血液或药物残留、污染、破损或松脱等情况应及时更换。

（4）经输液接头用药前或更换输液接头时，应使用消毒剂多方位擦拭接头或接口的横截面及外围，擦拭时间为 5 ～ 15 秒或参照产品说明书。

（5）输液器应每 24 小时或根据产品使用说明书更换，输注特殊药物时应根据药物说明书更换。输注全血、成分血的输血器应每 4 小时更换 1 次。若输液器、输血器被污染或完整性受损时应立即更换。

（6）基于治疗方案和患者病情，尽可能减少输液附加装置的使用。

二、患者管理

（一）每日评估（门诊患者每次维护时）

1. 根据患者病情和静脉输液治疗需要，评估导管留置必要性，拔除无须留置的导管。

2. 观察患者局部皮肤及穿刺点有无红、肿、热、痛、渗血、渗液、分泌物等，评估患者有无发热（＞ 38 ℃）、寒战或低血压等全身感染表现，若有异常应遵医嘱处理。

3. 评估患者意识状态、疼痛和配合程度等，必要时遵医嘱予以约束或进行镇痛镇静治疗，并做好相应评估和记录。

（二）健康指导

1. 留置期间，指导患者及其家属主要掌握以下内容。

（1）置管侧手臂可以进行适宜运动，如握拳、松拳，避免做肩关节大幅度运动或向上伸展的动作，不应提举重物。

（2）沐浴时避免置管部位淋湿，可以使用防水套或保护膜包裹。

（3）穿脱衣服时应注意保护导管，防止脱出，衣服的袖口不宜过紧。

（4）避免长时间压迫置管部位。

（5）避免在置管肢体测量血压。

（6）若有导管脱出、不明原因的发热等应及时就诊。

2.若出现以下情况应及时告知医护人员处理，请勿自行拔管。

（1）穿刺点及局部皮肤有红、肿、热、痛、渗血、渗液、分泌物。

（2）敷料潮湿、卷边、松脱、破损。

（3）输液接头或接口松脱、破裂、漏液。

（4）导管外露长度变化，导管断裂、破损。

（5）置管手臂肿胀。

3.评估患者及其家属对于健康教育内容的掌握情况，并据此调整健康教育重点。

4.对于带管患者，告知患者及其家属至少每 7 天维护 1 次。

5.鼓励患者及其家属主动参与管道管理。

第二节　预防 PICC 非计划拔管
过程质控要点查检表

质控要点		执行情况			评价方法
		是	否	备注	
1. 置管	(1) 置管适应证掌握正确，按需置管。				现场观察查看记录询问
	(2) 导管型号和置管部位选择适宜。				
	(3) 置管全程遵循无菌操作原则，严格执行手卫生，建立最大无菌屏障。				
	(4) 置管时宜使用超声引导穿刺、心腔内电图定位技术实时定位。				
	(5) 置管后使用X线检查，确认导管尖端位置。				
2. 妥善固定	(1) 固定材料适宜。				
	(2) 固定时： ① 根据导管外露长度宜"C"或"U"形放置。 ② 无菌透明敷料以穿刺点为中心无张力放置，并进行塑形、抚压，与皮肤贴合紧密。 ③ 用高举平台法固定敷料外导管，不影响观察穿刺点并保持输液通畅。				
	(3) 输液管路妥善固定，导管无牵拉。				
	(4) 住院患者每班评估导管置入长度或外露刻度，至少每日记录1次。门诊患者每次维护时进行评估并记录。导管移位时，根据导管尖端位置调整，外移部分不应送进血管内。				
	(5) 敷料清洁、干燥、完整，无菌透明敷料至少每7天更换1次，无菌纱布敷料至少每2天更换1次。				
	(6) 更换敷料时，从导管远端向近端去除，导管无牵拉或移位。				

（续表）

质控要点		执行情况			评价方法
		是	否	备注	
3. 保持通畅	(1) 导管内无血液和药物残留，输液管路无扭曲、打折、受压。				现场观察询问
	(2) 给药前，回抽血液确定导管在静脉内，并用生理盐水脉冲式冲管。若抽吸无回血或冲管遇阻力，禁止强行冲管。				
	(3) 给药结束时，先进行脉冲式冲管，再正压封管。				
	(4) 冲管时，使用 10 mL 及以上的注射器或预充式导管冲洗器进行脉冲式冲管。冲管液选择适宜，冲管液量至少是导管及附加装置容积的 2 倍。				
	(5) 封管时，使用 10 mL 及以上的注射器或预充式导管冲洗器进行正压封管。封管液选择适宜，封管液量为导管及附加装置容积的 1.2 倍。				
	(6) 多腔导管各腔均需冲管和封管。				
	(7) 输血或输注肠外营养液、甘露醇等黏稠制剂前后，应充分冲管。				
	(8) 关注输注药物间的配伍禁忌，无药物结晶或沉淀。				
	(9) 避免从非耐高压 PICC 中进行加压注射。				
	⑩ 导管使用间歇期至少每 7 天冲封管 1 次。				
4. 预防感染	(1) 导管维护和使用时，应一人一针一管一剂一用，遵循无菌操作原则，严格执行手卫生。				现场观察查看记录询问
	(2) 更换敷料时，皮肤和导管消毒以穿刺点为中心，消毒范围应大于敷料覆盖范围，消毒液自然干燥后进行操作，穿刺点局部不宜使用抗菌软膏或乳剂。				

（续表）

质控要点		执行情况			评价方法
		是	否	备注	
4.预防感染	(3) 输液接头至少每7天更换1次，无血液或药物残留、污染、破损或松脱等情况。				现场观察查看记录询问
	(4) 经输液接头用药前或更换输液接头时，使用消毒剂多方位擦拭接头或接口的横截面及外围，擦拭时间为5～15秒或参照产品说明书。				
	(5) 输液器每24小时或根据产品使用说明书更换，输注特殊药物时根据药物说明书更换。输注全血、成分血的输血器每4小时更换1次。输液器、输血器无污染且无完整性受损。				
	(6) 尽可能减少输液附加装置的使用。				
5.每日评估（门诊患者每次维护时）	(1) 评估导管留置必要性，拔除无须留置的导管。				
	(2) 评估患者有无局部皮肤、穿刺点及全身感染表现，若有异常，遵医嘱处理。				
	(3) 评估患者意识状态、疼痛和配合程度等，必要时遵医嘱予以约束或进行镇痛镇静治疗，并做好相应评估和记录。				
6.健康指导	(1)患者及其家属知晓健康指导内容。				
	(2) 护士根据掌握情况，调整健康指导重点。				
	(3) 患者及其家属知晓导管维护间隔时间（至少每7天1次）。				
	(4) 患者及其家属主动参与管道管理。				

【参考文献】

[1] 中华人民共和国国家卫生和计划生育委员会. 静脉治疗护理技术操作规范：WS/T 433-2013[S]. 北京：中国标准出版社，2014.

[2] 中华人民共和国国家卫生和计划生育委员会. 重症监护病房医院感染预防与控制规范：WS/T 509-2016[S]. 北京：中国标准出版社，2017.

[3] GORSKI L A . The 2016 infusion therapy standards of practice[J]. Home Healthc Now，2017，35（1）：10-18.

[4] 中华护理学会静脉输液治疗专业委员会. 临床静脉导管维护操作专家共识 [J]. 中华护理杂志，2019，54（9）：1334-1342.

[5] 蔡虻，高凤莉. 导管相关感染防控最佳护理实践专家共识 [M]. 北京：人民卫生出版社，2018.

[6] 中华人民共和国国家卫生健康委员会. 国家卫生健康委办公厅关于印发血管导管相关感染预防与控制指南（2021 年版）的通知：国卫办医函〔2021〕136 号[A/OL].（2021-03-30）[2022-11-12]. http://www. nhc. gov. cn/yzygj/s7659/202103/dad04cf7992e472d9de1fe6847797e49. shtml.

[7] GORSKI L A，HADAWAY L，HAGLE M E，et al. Infusion therapy standards of practice，8th edition[J]. J Infus Nurs，2021，44（1S Suppl 1）：S1-S224.

[8] 亚洲急危重症协会中国腹腔重症协作组. 重症患者中心静脉导管管理中国专家共识（2022 版）[J]. 中华消化外科杂志，2022，21（3）：313-322.

[9] 上海市医学会肿瘤内科专科分会，长三角肿瘤专科联盟. 上臂完全植入式静脉给药装置临床应用专家共识（2022 版）[J]. 介入放射学杂志，2023，32（1）：2-8.

[10] European Pressure Ulcer Advisory Panel，National Pressure Injury Advisory Panel，Pan Pacific Pressure Injury Alliance. Prevention and treatment of pressure ulcers/injuries：clinical practice guideline.（2019-11-15）. https://www. epuap. org/pu-guidelines/.

[11] KOTTNER J，CUDDIGAN J，CARVILLE K，et al. Prevention and treatment of pressure ulcers/injuries：the protocol for the second update of the international

clinical practice guideline 2019[J]. J Tissue Viability，2019，28（2）：51-58.

[12] 张诗怡，赵体玉，乐霄，等. 微环境与压力性损伤关系的研究进展 [J]. 中华护理杂志，2017，52（8）：1001-1006.

[13] YOSHIMURA M，OHURA N，TANAKA J，et al. Softsilicone foam dressing is more effective than polyurethane film dressing for preventing intraoperatively acquired pressure ulcers inspinal surgery patients：the Border Operatingroom Spinal Surgery（BOSS）trial in Japan[J]. Int Wound J，2018，15（2）：188-197.

[14] 中国研究型医院学会护理分会. 成人失禁患者一次性吸收型护理用品临床应用专家共识 [J]. 中华护理杂志，2019，54（8）：1165-1169.

[15] COYER F，CAMPBELL J. Incontinence-associated dermatitis in the critically ill patient：an intensive care perspective[J]. Nurs Crit Care，2018，23（4）：198-206.

[16] ZHANG Y，LENG M，GUO J，et al. The effectiveness of faecal collection devices in preventing incontinence-associated dermatitis in critically ill patients with faecal incontinence：a systematic review and meta-analysis[J]. Aust Crit Care，2021，34（1）：103-112.

[17] 黄贝瑛，夏燕，梁少梅. 赛肤润对老年失禁相关性皮炎患者皮肤护理质量的影响 [J]. 中国急救医学，2018，038（z1）：324.

[18] 杨龙飞，宋冰，倪翠萍，等. 2019 版《压力性损伤的预防和治疗：临床实践指南》更新解读 [J]. 中国护理管理，2020，20（12）：1849-1954.

[19] 刘艳，张如梅，刘甜甜，等. 改良式俯卧位通气在急性呼吸窘迫综合征患者中的应用研究 [J]. 中华急危重症护理杂志，2021，2（2）：112-116.

[20] 毛秋瑾，李纯. 俯卧位通气患者压力性损伤的发生原因分析及应对措施 [J]. 护士进修杂志，2017，32（8）：756-758.

[21] 蒋琪霞. 压疮护理学 [M]. 北京：人民卫生出版社，2015.

[22] 王泠，胡爱玲，王志稳. 器械相关压力性损伤预防指南（2020 版）[M]. 北京：人民卫生出版社，2020.

[23] 王泠，胡爱玲. 压力性损伤临床防治国际指南 2019[M]. 3 版. 北京：人民卫生出版社，2021.

[24] 高兴莲，郭莉．术中获得性压力性损伤危险因素评估量表的编制及信效度检验 [J]. 中华护理杂志，2021，56（4）：556-560.

[25] 北京护理学会手术室专业委员会．术中获得性压力性损伤预防与护理专家共识 [J]. 中华现代护理杂志，2020，26（28）：3853-3861.

[26] 刘晓黎，王泠，魏彦姝，等．预防成人术中获得性压力性损伤的最佳证据总结 [J]. 中华护理杂志，2020，55（10）：1564-1570.

[27] 中华护理学会手术室护理专业委员会．手术室护理实践指南 [M]. 北京：人民卫生出版社，2020.

[28] HYZY R C. Complications of the endotracheal tube following initial placement：prevention and management in adult intensive care unit patients. UpToDate. https://www. uptodate. com/contents/complications-of-the-endotracheal-tube-following-initial-placement-prevention-and-management-in-adult-intensive-care-unit-patients （Accessed on Mar. 14，2022）.

[29] HIGGS A，MCGRATH B A，GODDARD C，et al. Guidelines for the management of tracheal intubation in critically ill adults[J]. 2018，120（2）：323-352.

[30] 中华医学会呼吸病学分会呼吸治疗学组．人工气道气囊的管理专家共识（草案）[J]. 中华结核和呼吸杂志，2014，37（11）：816-819.

[31] GARDNER A，HUGHES D，COOK R，et al. Best practice in stabilisation of oral endotracheal tubes：a systematic review[J]. Aust Crit Care，2005，18（4）：158，160-165.

[32] 天津市护理质控中心．预防成人经口气管插管非计划性拔管护理专家共识 [J]. 中华护理杂志，2019，54（6）：822-828.

[33] 中华医学会重症医学分会．中国成人 ICU 镇痛和镇静治疗指南 [J]. 中华重症医学电子杂志（网络版），2018，4（2）：90-113.

[34] BARON R，BINDER A，BINIEK R，et al. Evidence and consensus based guideline for the management of delirium，analgesia，and sedation in intensive care medicine. Revision 2015 （DAS-Guideline 2015）- short version[J]. Ger Med Sci，2015，13：Doc19.

[35] 中华医学会神经病学分会神经心理与行为神经病学组．综合医院谵妄诊治中国

专家共识（2021）[J]. 中华老年医学杂志，2021，40（10）：1226-1233.

[36] 葛向煜，胡雁，徐建鸣，等 . 身体约束在重症监护室应用的系统评价 [J]. 护理学杂志，2015，30（14）：94-99.

[37] MURRAY M J，DEBLOCK H F，ERSTAD B L，et al. Clinical practice guidelines for sustained neuromuscular blockade in the adult critically ill patient：2016 update——executive summary[J]. Am J Health Syst Pharm，2017，74（2）：76-78.

[38] BARRY FUCHS C B，PHARM D，BCPS. Sedative-analgesic medications in critically ill adults：selection，initiation，maintenance，and withdrawal. https://www.uptodate.com/contents/sedative-analgesic-medications-in-critically-ill-adults-selection-initiation-maintenance-and-withdrawal?topicRef=1616&source=see_link.

[39] 王莹，黄丽华，冯志仙，等 . 基于循证和德尔菲法构建导尿管维护策略的研究 [J]. 中华护理杂志，2016，51（2）：155-160.

[40] CAO Y，GONG Z，SHAN J，et al. Comparison of the preventive effect of urethral cleaning versus disinfection for catheter-associated urinary tract infections in adults：a network meta-analysis[J]. Int J Infect Dis，2018，76：102-108.

[41] 李玲玲，彭飞，李金晓，等 . 妇科短期留置导尿管清洁的最佳证据应用 [J]. 护士进修杂志，2018，33（19）：1759-1764.

[42] 黄健，张旭 . 中国泌尿外科和男科疾病诊断治疗指南 [M]. 北京：科学出版社，2022.

[43] 梁廷波，白雪莉 . 加速康复外科理论与实践 [M]. 北京：人民卫生出版社，2018.

[44] 中心静脉导管冲管及封管共识专家组 . 中心静脉导管冲管及封管专家共识 [J]. 中华急诊医学杂志，2022，31（4）：442-447.

附 录

附录一　国家卫生健康委办公厅关于印发 2021 年国家医疗质量安全改进目标的通知

国家卫生健康委员会办公厅

国卫办医函〔2021〕76 号

国家卫生健康委办公厅关于印发 2021 年国家医疗质量安全改进目标的通知

各省、自治区、直辖市及新疆生产建设兵团卫生健康委：

为进一步加强医疗质量安全管理，持续提升医疗质量安全管理科学化、精细化水平，构建优质高效的医疗质量管理与控制体系，根据《医疗质量管理办法》，我委制定了《2021 年国家医疗质量安全改进目标》（以下简称《目标》）。现印发给你们，并提出以下要求。

一、充分提高认识，强化目标导向，提升医疗质量安全管理水平

目标管理是经过实践检验的现代管理方法，也是各行各业履行管理职能的通用方法。明确的目标能够强化相关人员责任感，调动相关人员积极性、凝聚人心、形成合力，推动工作快速有序发展。《医疗质量管理办法》实施以来，我国医疗质量安全管理组织体系、指标体系、规范体系不断完善，医疗质量安全信息化监测工作机制日益健全，医疗质量安全基线情况逐步清晰，根据医疗质量安全关键领域和薄弱环节制定年度国家医疗质量安全改进目标，并以此为切入点开展医疗质量安全系统改进工作，对引导医疗质量安全管理工作方向、激发医疗机构内生动力、广泛凝聚行业力量、提升医疗质量安全管理科学化和精细化水平具有重要意义。

二、加强组织领导,创新工作机制,推动目标持续改进

各级各类医疗机构要围绕目标逐项建立专门工作小组和技术团队,具体负责相关目标组织实施和持续改进工作。积极创新工作机制和方式方法,注重破除原有管理模式的部门、学科壁垒和工作障碍,提倡多部门、多学科有效协同,按照各目标核心策略制定符合本机构实际的管理组织架构、相关制度、工作机制和实施路径,建立调度和激励约束机制,充分调动相关管理人员和医务人员积极性。各级卫生健康行政部门要将《目标》作为重要抓手融入医疗质量安全管理工作,采取多种形式开展培训、交流和宣贯,引导医疗机构围绕《目标》全面提高医疗质量安全管理意识,完善医疗质量安全管理组织架构和工作体系,做好医疗质量安全持续改进工作。各级各专业质控组织要将《目标》改进工作作为核心工作任务,为目标的实现提供技术支撑。

三、加强工作交流,营造良好氛围,培育质量安全文化

各级各类医疗机构要通过院务公开、文化园地、学术交流等形式对《目标》改进工作和改进成效进行广泛宣传,加强部门、科室间的交流,在院内营造良好的氛围,引导医务人员将医疗质量安全理念和医疗质量安全改进目标融入日常工作。各级卫生健康行政部门和质控组织要发掘先进典型,提炼医疗机构在工作中形成的可推广、可复制的经验和做法,通过组织培训、经验交流等形式进行推广。相关行业组织要利用自身优势，围绕国家医疗质量安全改进目标积极开展研究和交流，为目标的实现提供助力，共同培育全员关注、参与医疗质量安全的行业理念与文化。

附件：1. 2021年国家医疗质量安全改进目标
2. 2021年国家医疗质量安全改进目标说明

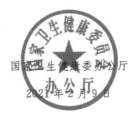

国家卫生健康委办公厅
2021年2月9日

（信息公开形式：主动公开）

附件 1

2021 年国家医疗质量安全改进目标

目标一　提高急性 ST 段抬高型心肌梗死再灌注治疗率

目标二　提高急性脑梗死再灌注治疗率

目标三　提高肿瘤治疗前临床 TNM 分期评估率

目标四　提高住院患者抗菌药物治疗前病原学送检率

目标五　提高静脉血栓栓塞症规范预防率

目标六　提高病案首页主要诊断编码正确率

目标七　提高医疗质量安全不良事件报告率

目标八　降低住院患者静脉输液使用率

目标九　降低血管内导管相关血流感染发生率

目标十　降低阴道分娩并发症发生率

附件 2

2021 年国家医疗质量安全改进目标说明

目标一　提高急性 ST 段抬高型心肌梗死再灌注治疗率

（一）目标简述

1. 急性心肌梗死是导致我国居民死亡的首要病种，提高急性 ST 段抬高型心肌梗死（STEMI）患者再灌注治疗率对降低急性 STEMI 患者的致残率及死亡率、改善患者生活质量、减轻社会和家庭负担具有重要意义。

2. 急性 ST 段抬高型心肌梗死再灌注治疗，是指对发病 12 小时内的急性 STEMI 患者给予经皮冠状动脉介入治疗（PCI）或静脉溶栓治疗，首选 PCI 治疗。

（二）核心策略

1. 医疗机构建立由心内科、急诊科、检验、护理、影像等相关部门组成的急性 STEMI 患者再灌注治疗技术团队，并指定牵头部门。

2. 医疗机构制订符合本机构实际的急性 STEMI 患者急救方案及标准化操作流程，进行院内再灌注治疗规范化培训。保障医务人员随时到位，保障药品、设备、设施处于可用状态。

3. 不具备 PCI 能力的医疗机构，要建立本机构急性 STEMI 患者急救转诊方案及流程，确保可以及早启动转运 PCI、院内溶栓加转运 PCI 的早期再灌注治疗，并完善前期准备。

4. 医疗机构建立急性 STEMI 患者再灌注治疗率的监测及评价机制，明确相关质控指标数据采集方法与数据内部验证程序，按季度进行本机构数据分析、反馈，建立激励约束机制。

5. 运用质量管理工具，查找、分析影响本机构实现该目标的因素，提出改进措施并落实。

目标二 提高急性脑梗死再灌注治疗率

（一）目标简述

1. 脑梗死在我国二级以上医院住院患者疾病诊断数量中位居首位，也是导致我国居民死亡的前 3 位病种之一。提高急性脑梗死再灌注治疗率有助于降低急性脑梗死患者的致残率及死亡率，改善患者生活质量，减轻社会和家庭负担。

2. 急性脑梗死再灌注治疗，是指对发病 6 小时内的急性脑梗死患者给予静脉溶栓治疗和（或）血管内治疗。

（二）核心策略

1. 医疗机构建立由急诊科、神经内科、神经外科、影像、检验、护理等相关部门组成的急性脑梗死患者再灌注治疗技术团队，并指定牵头部门。

2. 医疗机构制订符合本机构实际的急性脑梗死患者急救方案及标准化操作流程，进行院内再灌注治疗规范化培训。保障医务人员随时到位，保障药品、设备、设施处于可用状态。

3. 不具备再灌注治疗能力的医疗机构，要建立本机构急性脑梗死患者急救转诊方案及流程，尽可能完成"一小时急救圈"内转诊。

4. 医疗机构建立急性脑梗死患者再灌注治疗率的监测及评价机制，明确相关质控指标数据采集方法与数据内部验证程序，按季度进行本机构数据分析、反馈，建立激励约束机制。

5. 运用质量管理工具，查找、分析影响本机构实现该目标的因素，提出改进措施并落实。

目标三　提高肿瘤治疗前临床 TNM 分期评估率

（一）目标简述

1.恶性肿瘤在我国位于居民死因排序首位。全面科学评估肿瘤患者病情，是肿瘤规范化治疗的基础。提高肿瘤患者治疗前完成临床 TNM 分期评估的比例可以提高肿瘤患者诊疗方案的科学性、合理性，提升肿瘤患者诊疗效果和生存率。

2.重点关注肺癌、胃癌、肝癌、结直肠癌、乳腺癌 5 个病种。

（二）核心策略

1.医疗机构成立由医务、病案、肿瘤、影像及其他临床科室组成的专项工作小组，加强本机构肿瘤疾病诊疗规范化管理，定期进行相关工作的培训与再教育。

2.医疗机构重点加强非肿瘤专业临床科室诊疗肿瘤疾病的管理，对肿瘤患者（特别是初诊患者）采取多学科协作诊疗。

3.建立本机构肿瘤单病种诊疗的监测及评价机制，明确相关质控指标数据采集方法与数据内部验证程序，按季度、分科室进行数据分析、反馈，并将目标改进情况纳入绩效管理，建立激励约束机制。

4.运用质量管理工具，查找、分析影响本机构实现该目标的因素，提出改进措施并落实。

目标四　提高住院患者抗菌药物治疗前病原学送检率

（一）目标简述

1.当前，全球普遍关注抗菌药物临床使用问题。提高抗菌药物治疗前病原学送检率（尤其是限制使用级以上抗菌药物），提升无菌性样本送检比例，可以有效提高抗菌药物使用的科学性和规范性，对遏制细菌耐药、提升治疗效果和保障人民群众健康权益具有重要意义。

2. 病原学检验项目包括：细菌培养、真菌培养；降钙素原检测、白介素 -6 检测、真菌 1-3-β-D 葡聚糖检测（G 试验）等。

（二）核心策略

1. 医疗机构在按照《抗菌药物临床应用管理办法》完善管理组织架构的基础上，成立由医务、药学、临床科室、检验、院感、护理等部门组成的专项工作小组。

2. 医疗机构根据实际情况制订本机构抗菌药物治疗性用药前病原学送检制度与监管程序，并在机构内部定期进行相关工作的培训与再教育。

3. 医疗机构建立治疗性应用抗菌药物前病原学送检情况监测及评价机制，明确相关质控指标数据采集方法与数据内部验证程序，按季度、分科室进行本机构数据分析、反馈，并将目标改进情况纳入绩效管理，建立激励约束机制。

4. 运用质量管理工具，查找、分析影响本机构实现该目标的因素，提出改进措施并落实。

目标五　提高静脉血栓栓塞症规范预防率

（一）目标简述

1. 静脉血栓栓塞症（VTE）包括深静脉血栓形成（DVT）和肺血栓栓塞症（PTE），是导致患者非预期死亡的重要原因之一，严重危害患者安全。提高 VTE 规范预防率，实现 VTE 的早期干预，可以有效降低 VTE 的发生率、致残率及致死率。

2. 采取 VTE 规范预防措施，是指患者住院期间接受 VTE 风险与出血风险评估，并根据评估情况按照有关临床指南规范给予预防措施（包括药物预防、机械预防等）。

（二）核心策略

1. 医疗机构进行院内 VTE 防治体系建设，成立由医务、临床科室、护理等部门组成的 VTE 管理团队，完善 VTE 防治工作制度和机制，开展规范化 VTE 风险评估和出血风险评估。

2. 建立急危重症患者 VTE 处理的应急预案，建立 VTE 相关患者会诊与转诊机制等。

3. 医疗机构内部加强 VTE 相关教育培训工作，建立 VTE 质量监测及评价机制，明确相关质控指标数据采集方法与数据内部验证程序，按季度、分科室进行数据分析、反馈，并将目标改进情况纳入绩效管理，建立激励约束机制。

4. 运用质量管理工具，查找、分析影响本机构实现该目标的因素，提出改进措施并落实。

目标六　提高病案首页主要诊断编码正确率

（一）目标简述

1. 提高病案首页主要诊断编码正确率，是提升病案首页质量的重要内容，对正确统计医疗机构及地区疾病谱、支撑 DRGs 分组、评价医疗质量安全水平和技术能力等工作具有非常重要的基础性支撑作用。

2. 病案首页主要诊断填写正确，是指医师和病案管理人员按照规定，准确选择和规范填写住院病案首页中的主要诊断，并按照国家统一发布的疾病分类代码准确进行编码。

（二）核心策略

1. 医疗机构充分发挥病案管理委员会的作用，完善相关管理工作制度与机制，制订与实施本机构病案首页规范化填报技术指南，进一步明确主要诊断选择原则、ICD 编码原则等内容。

2. 医疗机构加强病案首页规范化填报、质量监测等相关培训，提高医务人员准确填写主要诊断和编码的能力。

3. 建立本机构制度化、常态化、多部门协作的监测及评价机制，按季度、分科室进行数据分析、反馈，并将目标改进情况纳入绩效管理，建立激励约束机制。

4.运用质量管理工具，查找、分析影响本机构实现该目标的因素，提出改进措施并落实。

目标七　提高医疗质量安全不良事件报告率

（一）目标简述

医疗质量安全不良事件指在医疗机构内被工作人员主动发现的，或患者在接受诊疗服务过程中出现的，除了患者自身疾病自然过程之外的各种因素所致的安全隐患、状态或造成后果的负性事件。

《国家医疗服务与质量安全报告》显示，我国医疗机构医疗质量安全不良事件发生情况与国际相关数据比较，在识别和报告率上还有一定差距。加强医疗质量安全不良事件报告工作，提高医疗质量安全不良事件的识别和报告率，对于构建医疗机构医疗质量安全文化和学习平台，提升医疗质量安全水平具有重要意义。

（二）核心策略

1.医疗机构成立由医务、护理、院感、各临床科室等部门组成的专项工作小组，完善医疗质量安全不良事件管理的相关制度、工作机制，重点明确医疗质量安全不良事件的分级、分类管理。

2.医疗机构加强培训工作，持续提高医务人员识别与防范医疗质量安全不良事件的意识和能力，引导和鼓励医务人员主动发现和上报医疗质量安全不良事件，构建非惩罚性文化氛围。

3.建立及完善本机构医疗安全（不良）事件的报告、监测及评价机制，按季度进行本机构数据分析、反馈，建立激励约束机制。

4.重点提升医疗质量安全隐患问题，或未造成严重不良后果的负性事件识别与报告能力。

5. 运用质量管理工具,查找、分析影响本机构实现该目标的因素,提出改进措施并落实。

目标八　降低住院患者静脉输液使用率

(一) 目标简述

静脉输液是现代药物治疗的重要给药途径,在治疗某些疾病和挽救患者方面具有不可替代的作用。但是,静脉输液治疗的不合理使用,不仅不能改善患者治疗效果,还存在更多安全隐患,增加不必要的医疗成本。连续几年的《国家医疗服务与质量安全报告》显示,我国二级以上医院住院患者静脉输液治疗比例居高不下,需要采取综合措施予以干预,以维护医疗安全和患者权益。

(二) 核心策略

1. 医疗机构成立由医务、临床科室、药事、后勤等部门组成的专项工作小组,完善静脉输液治疗管理相关工作制度和机制。

2. 优化药品供应机制,保障常用药物口服、外用等剂型的合理供应。

3. 研究确定并不断完善本机构无需静脉输液治疗的病种清单,持续积累临床管理和实践证据。

4. 强化静脉输液治疗药物不良反应发生的监测和预警机制,关注静脉输液治疗药物使用数量和强度等情况,并向临床及时反馈预警信息。

5. 定期进行相关培训与再教育,促进医务人员科学选择给药方式,建立优化给药途径的激励约束机制。

6. 建立本机构静脉输液治疗的监测及评价机制,明确相关质控指标数据采集方法与数据内部验证程序,按季度进行本机构数据分析、反馈。

7. 运用质量管理工具,查找、分析影响本机构实现该目标的因素,提出改进措施并落实。

目标九　降低血管内导管相关血流感染发生率

（一）目标简述

1. 血管内导管相关血流感染是临床常见的医源性感染之一，感染因素涉及医护人员操作、护理、患者管理等诸多方面，为患者预后带来不利影响，造成沉重的经济负担。连续几年的《国家医疗服务与质量安全报告》显示，我国二级以上医院住院患者血管内导管相关血流感染发生率近年来改善幅度不大，需要采取综合措施予以干预，以保障医疗安全和患者权益。

2. 重点改善中心静脉导管（CVC）及经外周静脉置入中心静脉导管（PICC）的相关血流感染问题。

（二）核心策略

1. 医疗机构成立由医务、护理、院感、临床科室等相关部门组成的专项工作小组，并指定牵头部门。

2. 医疗机构运用质量管理工具，查找、分析影响本机构实现该目标的因素，根据分析结果明确关键原因，制定改进措施并组织实施。

3. 医疗机构定期开展相关培训，确保医护人员熟练掌握相关操作规程，包括但不限于血管内导管使用指征、无菌操作规范、导管护理规范以及相关质量监管与不良事件报告登记制度等。

4. 医疗机构建立血管内导管相关血流感染的多部门联合监测及评价机制，明确相关质控指标数据采集方法和数据内部验证程序，按季度、分科室进行数据分析、反馈，纳入绩效管理，建立激励约束机制。

目标十　降低阴道分娩并发症发生率

（一）目标简述

《国家医疗服务与质量安全报告》显示，产妇阴道分娩并发症发生率近年来不断升高，严重威胁产科患者健康。降低其发生率对提升医疗质量，保障产妇和新生儿安全具有重要意义。

（二）核心策略

1. 医疗机构成立由医务、产科、新生儿科、护理等部门组成的专项工作小组，建立本机构产妇分娩安全管理及并发症预防的管理制度、实施目标与措施。

2. 定期开展与分娩相关的诊疗指南及技术操作规范、产科获得性疾病预防与控制的相关培训与再教育。

3. 指导孕妇做好孕期管理，规范分娩前评估和核查。

4. 建立本机构产妇医疗质量与医院获得性指标的监测及评价机制，明确相关质控指标数据采集方法与数据内部验证程序，按季度进行本机构数据分析、反馈，建立激励约束机制。

5. 运用质量管理工具，查找、分析影响本机构实现该目标的因素，提出改进措施并落实。

附录二　国家卫生健康委医政医管局关于印发 2021 年质控工作改进目标的函

国家卫生健康委员会司(局)便函

国卫医质量便函〔2021〕51 号

国家卫生健康委医政医管局关于印发 2021 年质控工作改进目标的函

各省、自治区、直辖市及新疆生产建设兵团卫生健康委医政医管处(局):

为进一步贯彻落实《医疗质量管理办法》,加强医疗质量安全管理,提升医疗质量安全管理科学化、精细化水平,我委于近期印发了《2021 年国家医疗质量安全改进目标》(国卫办医函〔2021〕76 号),为开展以目标为导向的医疗质量安全持续改进工作提供了重点方向。在此基础上,我局组织各专业国家级质控中心围绕本专业医疗质量安全的薄弱环节和关键点,提出了 2021 年质控工作改进目标,现印发给你们,请你们参照《2021 年国家医疗质量安全改进目标》相关工作要求,指导各级质控中心组织实施。

各国家质控中心要将本专业 2021 年质控工作改进目标作为年度工作重点,制定相关改进策略、细化落实举措,加强宣贯培训,做好数据信息的收集、分析、反馈,指导省级质控中心开展工作,相关工作情况将作为国家质控中心年度考核重点。各省级质控中心要在省级卫生健康行政部门领导

下和国家质控中心的指导下围绕 2021 年质控工作改进目标
做好相关工作落实。

　　附件：2021 年质控工作改进目标

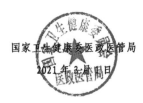

国家卫生健康委医政医管局
2021 年 3 月 日

附件

2021 年质控工作改进目标

序号	质控中心专业	目标名称	目标简述
1	病案管理专业	提高病案首页主要诊断编码正确率	1. 病案首页主要诊断填写正确，是指医师和病案管理人员按照规定，准确选择和规范填写住院病案首页中的主要诊断，并按照国家统一发布的疾病分类代码准确进行编码。 2. 提高病案首页主要诊断编码正确率，是提升病案首页质量的重要内容，对正确统计医院及地区疾病谱、支撑 DRGs 分组、评价医疗质量安全水平和技术能力等工作具有非常重要的基础性支撑作用。
2	病理专业	提高免疫组化染色室间质评参加率	1. 高水平的免疫组化染色是提高病理诊断精准性的重要辅助手段，同时也为临床靶向治疗、预后评估等提供参考依据；免疫组化染色室间质评是提高病理科免疫组化诊断水平、加强病理质控的重要手段，在世界范围内被广泛应用。 2. 连续 5 年的《国家医疗服务与质量安全报告》分析显示，全国范围内仅约 1/3 的病理科参加过免疫组化室间质评。2020 年病理科免疫组化室间质评参加率为 35.1%，2021 年力争达到 50%。
3	产科专业	降低阴道分娩并发症发生率	《国家医疗服务与质量安全报告》显示，产妇阴道分娩并发症发生率近年来不断升高，严重威胁产科患者健康。降低其发生率对提升医疗质量，保障产妇和新生儿安全具有重要意义。
4	超声诊断专业	提高超声诊断符合率	1. 超声诊断符合，是指超声诊断与病理或临床诊断相符合。 2. 提高超声诊断符合率是提升超声检查质量的重要内容，对保障患者医疗安全具有重要意义。《国家医疗服务与质量安全报告》显示，我国不同地区超声诊断符合率差异较大，部分地区诊断水平存在欠缺，具有较大提升空间。

（续表）

序号	质控中心专业	目标名称	目标简述
5	肝脏移植专业	降低成人肝脏移植受者术中出血量	1.术中出血量与肝脏移植术后移植物功能及受者生存密切相关，降低肝脏移植术中出血量可显著改善术后移植物功能。随着肝脏移植技术日益成熟，复杂肝脏移植越来越多，精准的术中操作和外科技术是减少出血与输血的关键。 2.成人与儿童出血量差异较大，故仅统计成人肝脏移植受者术中出血量。
6	感染性疾病专业	提高呼吸道病原核酸检测率	1.呼吸道感染性疾病病原谱复杂多样，部分可引起暴发流行。提高呼吸道病原核酸检测率有助于快速明确病因和合理使用抗菌药物，并对呼吸道传染病的早发现、早隔离、早报告和早治疗具有十分重要的意义。目前，医疗机构对呼吸道感染性疾病的病原学检测能力普遍不足、检测率偏低。 2.常见的核酸检测呼吸道病原包括：新型冠状病毒、流感病毒、副流感病毒、呼吸道合胞病毒、鼻病毒、腺病毒、肺炎支原体、肺炎衣原体等。
7	冠心病介入专业	提高非ST段抬高型急性冠脉综合征者接受危险分层的比率	1.非ST段抬高型急性冠脉综合征接受介入治疗的患者约占所有接受介入治疗病例60%，而对非ST段抬高型急性冠脉综合征患者进行危险分层是合理应用经皮冠状动脉介入治疗技术的前提。 2.非ST段抬高型急性冠脉综合征患者接受危险分层，是指应用专业工具或采用特定的标准对非ST段抬高型急性冠脉综合征患者的病情严重程度进行评估。其中中高危者应进行经皮冠状动脉介入治疗，低危患者应进行缺血评价后决定治疗方案。
8	呼吸内科专业	提高急性肺栓塞患者住院期间抗凝治疗率	1.急性肺栓塞是临床常见的危及患者生命的急危重症。抗凝治疗为急性肺栓塞基本治疗方法，可以有效地防止血栓再形成，降低急性肺栓塞患者病死率。抗凝治疗率能够直接反映急性肺栓塞治疗的规范性。 2.抗凝治疗是指给予患者肝素、低分子肝素、华法林或利伐沙班等影响凝血功能的药物治疗，防止已形成的血栓延伸、扩大和预防新血栓形成。

（续表）

序号	质控中心专业	目标名称	目标简述
9	护理专业	降低血管内导管相关血流感染发生率	1. 血管内导管相关血流感染是临床常见的医源性感染之一，感染因素涉及医护人员操作、护理、患者管理等诸多方面，为患者预后带来不利影响，造成沉重的经济负担。连续几年的《国家医疗服务与质量安全报告》显示，我国二级以上医院住院患者血管内导管相关血流感染发生率近年来改善幅度不大，需要采取综合措施予以干预，以保障医疗安全和患者权益。 2. 重点改善中心静脉导管（CVC）及经外周静脉置入中心静脉导管（PICC）的相关血流感染问题。
10	急诊专业	提高院内心脏骤停患者心肺复苏成功率	1. 心脏骤停是指心脏射血功能突然停止导致全身循环中断、呼吸停止和意识丧失，若不迅速予以纠正，会发展为猝死。院内心脏骤停是指发生在医院内的心脏骤停事件。 2. 心肺复苏是急危重症抢救的核心内容，心肺复苏成功是指心肺复苏后自主呼吸循环超过 24 小时。心肺复苏成功率是急诊医疗质量安全的核心指标及救治能力的重要体现。心肺复苏成功率的整体提升，对于保障人民生命健康具有重要意义。
11	健康体检管理专业	提高健康体检重要异常结果随访率	1. 早发现、早诊断重大疾病是健康体检的主要目的之一．对重要异常结果进行随访，能够促使相关异常结果得到及时、规范的处置，对提高重大疾病的诊疗效果具有重要意义。 2. 该指标反映健康体检（管理）机构主动收集受检者中发现重要异常结果后处理措施的情况。
12	康复医学专业	提高住院患者早期康复介入率	1. 在疾病早期规范开展康复诊疗，可以有效避免或减轻患者功能障碍、提高生活自理能力和生活质量、降低家庭与社会的负担。《国家医疗服务与质量安全报告》显示，近 3 年来我国综合医院住院患者早期康复介入率逐年提高，但仍处于较低水平。 2. 目前重点关注骨科、神经内科、神经外科、重症医学科住院患者早期康复介入率。

（续表）

序号	质控中心专业	目标名称	目标简述
13	口腔医学专业	提高橡皮障隔离术在根管治疗中的使用率	1. 根管治疗术是 2019 年度口腔医学门诊诊疗量排名第一的技术，在根管治疗中使用橡皮障隔离术，不仅能够保持术野清净，保护术区附近口腔软组织，预防治疗器械误吞误吸，还能够加强根管治疗中的感染控制，提高根管治疗的疗效。 2. 橡皮障隔离术是利用橡皮布的弹性，打孔后套在牙颈部作为屏障，使接受治疗的患牙牙冠（有时包含邻牙）与口腔隔离的一种方法。
14	临床检验专业	提高室间质评项目参加率	1. 提高室间质评项目参加率，是提升临床实验室质量的重要内容，重点关注检验科及其他临床实验室的室间质评项目。 2. 室间质量评价是临床实验室质量评价和改进的重要工具，对评定实验室从事特定检测或测量的能力、识别实验室存在的问题并启动改进措施、评价检测或测量方法的有效性和可比性、识别实验室间的差异等工作具有非常重要的基础性支撑作用。
15	临床营养专业	提高患者入院 24 小时内营养风险筛查率	1. 营养风险筛查指由受过相关培训的医师采用经验证的营养风险筛查工具，识别患者现存或潜在营养风险，以减少或避免不良临床结局，如感染、免疫功能下降、代谢紊乱、器官衰竭、住院时间延长、住院费用增加等。 2. 提高 24 小时内营养风险筛查率，能够提高主诊医师对患者营养状况和营养相关风险的关注度，是推动开展营养诊疗、规范营养药物和特殊医学用途配方食品应用、提高临床综合治疗效果的重要措施。
16	麻醉专业	提高阴道分娩患者椎管内分娩镇痛应用率	1. 分娩过程中的强烈阵痛给产妇带来严重的生理和心理创伤。通过椎管内麻醉相关技术减轻分娩时疼痛，能够有效减少产妇在分娩过程中的体能消耗和痛苦，是加强对女性分娩的人性化关怀，提高孕产妇就医满意度的重要手段。 2. 目前国内椎管内分娩镇痛应用率显著低于发达国家，影响了医疗服务的舒适程度。

序号	质控中心专业	目标名称	目标简述
17	门诊专业	降低门诊患者平均候诊时间	1.门诊患者平均候诊时间是指门诊患者到达分诊台或通过信息系统（自助机、APP等）报到至进入诊室间的等待时间。 2.降低门诊患者平均候诊时间，是提高门诊运行效率、改善门诊患者就医体验、降低由于人群聚集所致的公共卫生风险的重要内容。
18	脑损伤评价	提高脑死亡判定自主呼吸激发试验（AT）完成率	1.深昏迷、脑干反射消失和自主呼吸停止是目前国际公认的脑死亡最低判定标准，其中验证自主呼吸停止的自主呼吸激发试验是完成脑死亡判定的关键。 2.脑死亡判定自主呼吸激发试验完成率，与AT操作技术和流程相关。提高AT完成率对提高脑死亡诊断规范性具有重要意义。
19	神经系统疾病	提高急性脑梗死再灌注治疗率	1.脑梗死在我国二级以上医院住院患者疾病诊断数量中位居首位，也是导致我国居民死亡的前3位病种之一。提高急性脑梗死再灌注治疗率有助于降低急性脑梗死患者的致残率及死亡率，改善患者生活质量，减轻社会和家庭负担。 2.急性脑梗死再灌注治疗，是指对发病6小时内的急性脑梗死患者给予静脉溶栓治疗和（或）血管内治疗。
20	肾病专业	提高透析患者肾性贫血控制率	1.肾性贫血是终末期肾脏疾病的主要并发症，严重影响患者预后。纠正贫血有助于降低透析患者心血管事件发生率和死亡率，改善透析患者认知功能及生活质量。 2.肾性贫血控制是指根据患者评估情况按照有关临床指南或规范，予以透析患者补充铁剂、叶酸、维生素 B_{12}、重组人促红细胞生成素等治疗，使患者血红蛋白维持在 110 g/L 以上。
21	肾脏移植专业	提高肾脏移植受者总体随访质量	1.随访质量直接反映对肾脏移植受者的长期管理能力，是评价肾脏移植医疗质量的重要一环。持续稳定的随访是制定个体化医疗方案的前提，是每个移植中心的责任和义务。 2.每例肾脏移植的随访质量得分＝（实际随访次数／应随访次数）×（实际录入的随访参数／应录入的随访参数）×100。

（续表）

序号	质控中心专业	目标名称	目标简述
22	先心病介入专业	降低先心病患者封堵器移位或脱落发生率	1. 封堵器植入是先天性心脏病介入治疗的主要手段之一。将封堵器准确植入病变部位，消除病理性分流，且对周围结构无不良影响，是房间隔缺损、室间隔缺损、动脉导管未闭等先天性心脏病介入治疗获得成功的基础。 2. 封堵器移位或脱落，是指封堵器被植入病变部位并被释放后，因为和病变形态、大小不匹配等原因，而发生的封堵器离开病变位置，或脱落入心腔，或被血流冲至大血管及其分支的情况。其会造成介入治疗失败，也可能严重影响毗邻结构或器官的功能、诱发心律失常，严重时可导致患者死亡，属于先心病介入治疗的严重并发症。
23	消化内镜专业	提高内镜下消化道恶性肿瘤早期检出率	1. 消化道恶性肿瘤主要包含食管癌、贲门癌、胃癌及结直肠癌。提高内镜下消化道恶性肿瘤早期检出率是促进消化道恶性肿瘤的早诊断、早治疗，提高患者五年生存率的有效措施。 2. 早期食管癌是指癌组织浸润深度达黏膜层，不伴有淋巴结转移的食管癌。早期贲门癌是指癌组织只累及黏膜层和黏膜下层，未达肌层，也无淋巴结转移。早期胃癌是指癌组织浸润局限于黏膜或者黏膜下层，无论有无淋巴结转移。早期结直肠癌是指癌组织局限于黏膜层及黏膜下层，无论有无淋巴结转移。
24	心律失常介入专业	降低导管消融术住院死亡率	导管消融是治疗各种快速型心律失常的重要介入治疗技术。降低导管消融术患者住院期间死亡率，是提升心律失常介入诊疗质量的重要内容。
25	心血管病专业	提高急性ST段抬高型心肌梗死再灌注治疗率	1. 急性心肌梗死是导致我国居民死亡的首要病种，提高急性ST段抬高型心肌梗死（STEMI）患者再灌注治疗率对降低急性STEMI患者的致残率及死亡率、改善患者生活质量、减轻社会和家庭负担具有重要意义。 2. 急性ST段抬高型心肌梗死再灌注治疗，是指对发病12小时内的急性STEMI患者给予经皮冠状动脉介入治疗（PCI）或静脉溶栓治疗，首选PCI治疗。

（续表）

序号	质控中心专业	目标名称	目标简述
26	心脏移植专业	提高心脏移植术前心肺运动试验检查率	1. 心肺运动试验是首选的判断患者是否符合心脏移植的评价方法。该试验能够帮助医生了解移植受者心脏以外器官功能状况是否正常，并及时纠正存在的问题，供医生参考是否将患者纳入心脏移植等候序列。 2. 该指标反映医疗机构实施心脏移植手术术前评估的规范性。
27	药事管理专业	降低住院患者静脉输液使用率	静脉输液是现代药物治疗的重要给药途径，在治疗某些疾病和挽救患者方面具有不可替代的作用。但是，静脉输液治疗的不合理使用，不仅不能改善患者治疗效果，还存在更多安全隐患，增加不必要的医疗成本。连续几年的《国家医疗服务与质量安全报告》显示，我国二级以上医院住院患者静脉输液治疗比例居高不下，需要采取综合措施予以干预，以维护医疗安全和患者权益。
28	医院感染管理专业	提高住院患者抗菌药物治疗前病原学送检率	1. 当前，全球普遍关注抗菌药物临床使用问题。提高抗菌药物治疗前病原学送检（尤其是限制使用级以上抗菌药物），提高无菌性样本送检比例，可以有效提高抗菌药物使用的科学性和规范性，对遏制细菌耐药、提升治疗效果和保障人民群众健康权益具有重要意义。 2. 病原学检验项目包括：细菌培养、真菌培养；降钙素原检测、白介素-6检测、真菌1-3-β-D 葡聚糖检测（G 试验）等。
29	整形美容专业	降低乳房再造手术部位感染率	1. 乳房再造手术部位感染，是指乳房再造手术术后发生在外科手术部位的感染，以筋膜为界，浅层感染是指皮肤和皮下组织感染，深层感染是指肌肉和肌肉下或肌肉间腔隙感染。 2. 降低乳房再造手术部位感染率对患者重建乳房形态、提高患者生活质量、减轻患者身心创伤和社会家庭负担具有重要意义。

(续表)

序号	质控中心专业	目标名称	目标简述
30	肿瘤专业	提高肿瘤治疗前临床 TNM 分期评估率	1.恶性肿瘤在我国位于居民死因排序首位。全面科学评估肿瘤患者病情，是肿瘤规范化治疗的基础。提高肿瘤患者治疗前完成临床 TNM 分期评估的比例可以提高肿瘤患者诊疗方案的科学性、合理性，提升肿瘤患者诊疗效果和生存率。 2.重点关注肺癌、胃癌、肝癌、结直肠癌、乳腺癌 5 个病种。
31	肺脏移植专业	降低肺脏移植患者围术期死亡率	肺脏移植患者围术期死亡率是综合反映肺脏移植水平的核心指标之一。降低肺脏移植患者围术期死亡率，是肺脏移植专业的共同目标。
32	重症医学专业	目标1：提高ICU患者静脉血栓栓塞症规范预防率	1.静脉血栓栓塞症（VTE）包括深静脉血栓（DVT）和肺血栓栓塞症（PTE），是导致患者非预期死亡的重要原因之一，严重危害患者安全。提高 VTE 规范预防率，实现 VTE 的早期干预，可以有效降低 VTE 的发生率、致残率及致死率。 2.ICU 患者采取 VTE 规范预防措施，是指患者在住 ICU 期间接受 VTE 风险与出血风险评估，并根据评估情况按照有关临床指南或规范给予预防措施（包括药物预防、机械预防等）。
		目标2：降低呼吸机相关性肺炎发生率	呼吸机相关性肺炎是最为常见的医源性感染之一。机械通气时间长是呼吸机相关性肺炎发生的主要危险因素，也是 ICU 院感控制的瓶颈问题。降低呼吸机相关性肺炎发生率对保障 ICU 患者安全，减少医疗资源浪费具有重要意义。

抄送：各国家级质控中心。

附录三　国家卫生健康委办公厅关于印发
2022 年国家医疗质量安全改进目标的通知

国家卫生健康委员会办公厅

国卫办医函〔2022〕58 号

国家卫生健康委办公厅关于印发
2022 年国家医疗质量安全改进目标的通知

各省、自治区、直辖市及新疆生产建设兵团卫生健康委：

为加强医疗质量安全管理，持续提升医疗质量安全管理科学化、精细化水平，构建优质高效的医疗质量管理与控制体系，2021年我委组织制定了年度国家医疗质量安全改进目标。目标印发后，全行业高度关注，在各级卫生健康行政部门的指导下，各质控组织、医疗机构、行业学协会围绕目标积极制定改进策略、组织开展落实工作，取得明显成效。充分展现了目标引导医疗质量安全管理工作方向，激发行业内生动力，凝聚行业力量，实现医疗质量安全改进的重要作用。

为进一步发挥目标在促进医疗质量安全改进方面的重要作用，我委在 2021 年工作基础上，结合年度质量安全报告数据反映的医疗质量安全突出问题和薄弱环节，制定了《2022 年国家医疗质量安全改进目标》，并指导各国家级质控中心研究制定了本专业2022 年质控工作改进目标。现一并印发给你们，请进一步加强医疗质量安全管理，继续指导各质控组织、医疗机构、行业学协会做好组织实施工作,优化改进工作策略,创新工作机制和方式方法,深入推进目标管理,指导医疗机构以目标为切入点开展医疗质量安全系统改进工作。同时,进一步加强宣贯培训,做好数据信息的收集、分析和反馈,不断提升医疗质量安全管理水平。

附件:1.2022年国家医疗质量安全改进目标
　　　2.2022年各专业质控工作改进目标

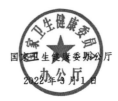

国家卫生健康委办公厅
2022年3月1日

(信息公开形式:主动公开)

抄送:有关委直属和联系单位,中国医师协会、中华口腔医学会、中华护理学会,委属(管)医院,各国家级质控中心。

国家卫生健康委办公厅　　　　　　　2022年3月1日印发

校对:高嗣法

附件 1

2022 年国家医疗质量安全改进目标

目标一　提高急性 ST 段抬高型心肌梗死再灌注治疗率

目标二　提高急性脑梗死再灌注治疗率

目标三　提高肿瘤治疗前临床 TNM 分期评估率

目标四　提高住院患者抗菌药物治疗前病原学送检率

目标五　提高静脉血栓栓塞症规范预防率

目标六　提高感染性休克集束化治疗完成率

目标七　提高医疗质量安全不良事件报告率

目标八　降低非计划重返手术室再手术率

目标九　降低住院患者静脉输液使用率

目标十　降低阴道分娩并发症发生率

目标一 提高急性 ST 段抬高型心肌梗死再灌注治疗率

（NIT-2022-Ⅰ）

（一）目标简述

急性心肌梗死是导致我国居民死亡的首要病种，提高急性 ST 段抬高型心肌梗死（STEMI）患者再灌注治疗率对降低急性 STEMI 患者的致残率及死亡率、改善患者生活质量、减轻社会和家庭负担具有重要意义。急性 ST 段抬高型心肌梗死再灌注治疗，是指对发病 12 小时内的急性 STEMI 患者给予经皮冠状动脉介入治疗（PCI）或静脉溶栓治疗，首选 PCI 治疗。

（二）核心策略

1. 医疗机构建立由心内科、急诊科、检验、护理、影像等相关部门组成的急性 STEMI 患者再灌注治疗技术团队，并指定牵头部门。

2. 医疗机构制订符合本机构实际的急性 STEMI 患者急救方案及标准化操作流程，进行院内再灌注治疗规范化培训。保障医务人员随时到位，保障药品、设备、设施处于可用状态。

3. 不具备 PCI 能力的医疗机构，要建立本机构急性 STEMI 患者急救转诊方案及流程，确保可以及早启动转运 PCI、院内溶栓加转运 PCI 的早期再灌注治疗，并完善前期准备。

4. 医疗机构建立急性 STEMI 患者再灌注治疗率的监测及评价机制，明确相关质控指标数据采集方法与数据内部验证程序，按季度进行本机构数据分析、反馈，建立激励约束机制。

5. 医疗机构运用质量管理工具，查找、分析影响本机构实现该目标的因素，提出改进措施并落实。

目标二　提高急性脑梗死再灌注治疗率
（NIT-2022-Ⅱ）

（一）目标简述

脑梗死在我国二级以上医院住院患者疾病诊断数量中位居首位，也是导致我国居民死亡的前 3 位病种之一。提高急性脑梗死再灌注治疗率有助于降低急性脑梗死患者的致残率及死亡率，改善患者生活质量，减轻社会和家庭负担。急性脑梗死再灌注治疗，是指对发病 6 小时内的急性脑梗死患者给予静脉溶栓治疗和（或）血管内治疗。

（二）核心策略

1. 医疗机构建立由急诊科、神经内科、神经外科、影像、检验、护理等相关部门组成的急性脑梗死患者再灌注治疗技术团队，并指定牵头部门。

2. 医疗机构制订符合本机构实际的急性脑梗死患者急救方案及标准化操作流程，进行院内再灌注治疗规范化培训。保障医务人员随时到位，保障药品、设备、设施处于可用状态。

3. 不具备再灌注治疗能力的医疗机构，要建立本机构急性脑梗死患者急救转诊方案及流程，尽可能完成"一小时急救圈"内转诊。

4. 医疗机构建立急性脑梗死患者再灌注治疗率的监测及评价机制，明确相关质控指标数据采集方法与数据内部验证程序，按季度进行本机构数据分析、反馈，建立激励约束机制。

5. 运用质量管理工具，查找、分析影响本机构实现该目标的因素，提出改进措施并落实。

目标三　提高肿瘤治疗前临床 TNM 分期评估率

（NIT-2022-Ⅲ）

（一）目标简述

恶性肿瘤在我国位于居民死因排序首位。全面科学评估肿瘤患者病情，是肿瘤规范化治疗的基础。提高肿瘤患者治疗前完成临床 TNM 分期评估的比例可以提高肿瘤患者诊疗方案的科学性、合理性，提升肿瘤患者诊疗效果和生存率。

（二）核心策略

1.医疗机构成立由医务、病案、肿瘤、影像及其他临床科室组成的专项工作小组，加强本机构肿瘤疾病诊疗规范化管理，定期进行相关工作的培训与再教育。

2.医疗机构重点加强非肿瘤专业临床科室诊疗肿瘤疾病的管理，对肿瘤患者（特别是初诊患者）采取多学科协作诊疗。

3.建立本机构肿瘤单病种诊疗的监测及评价机制，明确相关质控指标数据采集方法与数据内部验证程序，按季度、分科室进行数据分析、反馈，并将目标改进情况纳入绩效管理，建立激励约束机制。

4.运用质量管理工具，查找、分析影响本机构实现该目标的因素，提出改进措施并落实。

目标四　提高住院患者抗菌药物治疗前病原学送检率

（NIT-2022-Ⅳ）

（一）目标简述

当前，全球普遍关注抗菌药物临床使用问题。提高抗菌药物治疗前病原学送检率（尤其是限制使用级以上抗菌药物），提高无菌性样本送检比例，可以有效提高抗菌药物使用的科学性和规范性，对遏制细菌耐药、提升治疗效果和保障人民群众健康权益具有重要意义。病原学检验项目包括细菌培养、真菌培养；降钙素原检测、白介素 -6 检测、真菌 1-3-β-D 葡聚糖检测（G 试验）等。

（二）核心策略

1. 医疗机构在按照《抗菌药物临床应用管理办法》完善管理组织架构的基础上，成立由医务、药学、临床科室、检验、院感、护理等部门组成的专项工作小组。

2. 医疗机构根据实际情况制订本机构抗菌药物治疗性用药前病原学送检制度与监管程序，并在机构内部定期进行相关工作的培训与再教育。

3. 医疗机构建立治疗性应用抗菌药物前病原学送检情况监测及评价机制，明确相关质控指标数据采集方法与数据内部验证程序，按季度、分科室进行本机构数据分析、反馈，并将目标改进情况纳入绩效管理，建立激励约束机制。

4. 医疗机构运用质量管理工具，查找、分析影响本机构实现该目标的因素，提出改进措施并落实。

目标五　提高静脉血栓栓塞症规范预防率

（NIT-2022-Ⅴ）

（一）目标简述

静脉血栓栓塞症（VTE）包括深静脉血栓形成（DVT）和肺血栓栓塞症（PTE），是导致患者非预期死亡的重要原因之一，严重危害患者安全。提高 VTE 规范预防率，实现 VTE 的早期干预，可以有效降低 VTE 的发生率、致残率及致死率。采取 VTE 规范预防措施，是指患者住院期间接受 VTE 风险与出血风险评估，并根据评估情况按照有关临床指南规范给予预防措施，包括药物预防、机械预防等。

（二）核心策略

1. 医疗机构进行院内 VTE 防治体系建设，成立由医务、临床科室、护理等部门组成的 VTE 管理团队，完善 VTE 防治工作制度和机制，开展规范化 VTE 风险评估和出血风险评估。

2. 建立急危重症患者 VTE 处理的应急预案，建立 VTE 相关的患者会诊与转诊机制等。

3. 医疗机构内部加强 VTE 相关教育培训工作，建立 VTE 质量监测及评价机制，明确相关质控指标数据采集方法与数据内部验证程序，按季度、分科室进行数据分析、反馈，并将目标改进情况纳入绩效管理，建立激励约束机制。

4. 运用质量管理工具，查找、分析影响本机构实现该目标的因素，提出改进措施并落实。

目标六　提高感染性休克集束化治疗完成率

（NIT-2022-Ⅵ）

（一）目标简述

感染性休克具有发病率高、病死率高、治疗费用高等特点，是导致住院患者（特别是重症患者）死亡的重要原因。提高感染性休克临床治疗水平是当前全球重大的健康挑战之一，尽快实施规范的集束化治疗是改善感染性休克患者预后的重要措施。《国家医疗服务与质量安全报告》显示，我国感染性休克患者的集束化治疗仍有较大改进空间，提高感染性休克患者 1 小时和 3 小时集束化治疗完成率对保障患者生命安全具有重要意义。

（二）核心策略

1. 医疗机构成立由重症、急诊、感染性疾病、检验、医务等相关部门组成的专项工作小组，并指定牵头部门。

2. 医疗机构定期开展相关培训，确保医护人员熟练掌握相关诊疗规范，能够及时识别相关患者并给予规范治疗。

3.医疗机构建立感染性休克集束化治疗的多部门联合监测及评价机制，明确相关质控指标数据采集方法和数据内部验证程序，按季度、分科室进行数据分析、反馈，纳入绩效管理，建立激励约束机制。

4.医疗机构运用质量管理工具，查找、分析影响本机构实现该目标的因素，根据分析结果明确关键原因，制定改进措施并组织实施。

目标七　提高医疗质量安全不良事件报告率

（NIT-2022-Ⅶ）

（一）目标简述

医疗质量安全不良事件指在医院内被工作人员主动发现的，或患者在接受诊疗服务过程中出现的，除了患者自身疾病自然过程之外的各种因素所致的安全隐患、状态或造成后果的负性事件。目前，我国医疗机构医疗质量安全不良事件发生情况与国际相关数据比较，在识别和报告率上还有一定差距。加强医疗质量安全不良事件报告工作，提高医疗质量安全不良事件的识别和报告率，对于构建医疗机构医疗质量安全文化和学习平台，提升医疗质量安全水平具有重要意义。

（二）核心策略

1.医疗机构成立由医务、护理、院感、各临床科室等部门组成的专项工作小组，完善医疗质量安全不良事件管理的相关制度、工作机制，重点明确医疗质量安全不良事件的分级、分类管理。

2.医疗机构加强培训工作，持续提高医务人员识别与防范医疗质量安全不良事件的意识和能力，引导和鼓励医务人员主动发现和上报医疗质量安全不良事件的积极性，构建非惩罚性文化氛围。

3.建立及完善本机构医疗安全（不良）事件的报告、监测及评价机制，按季度进行本机构数据分析、反馈，建立激励约束机制。

4. 重点提升医疗质量安全隐患问题，或未造成严重不良后果的负性事件识别与报告能力。

5. 运用质量管理工具，查找、分析影响本机构实现该目标的因素，提出改进措施并落实。

目标八　降低非计划重返手术室再手术率

（NIT-2022-Ⅷ）

（一）目标简述

非计划重返手术室再手术率是行业通用的反映手术质量安全的指标之一。其发生可能涉及术前评估不足、手术设计缺陷、手术操作失误或患者术后管理不到位等多种原因。《国家医疗服务与质量安全报告》显示，我国非计划重返手术室再手术率近年来未见明显改善。降低其发生率对提高整体医疗质量安全水平具有重要意义。

（二）核心策略

1. 医疗机构成立由医务、临床科室、麻醉、护理等相关部门组成的专项工作小组，并指定牵头部门。

2. 医疗机构加强手术管理，保障手术分级管理、医师授权管理、术前讨论制度、手术安全核查制度等手术相关管理制度落实到位。

3. 医疗机构建立非计划重返手术室再手术多部门联合监测及评价机制，按季度、分科室进行数据分析、反馈，纳入绩效管理，建立激励约束机制。

4. 医疗机构运用质量管理工具，查找、分析影响本机构实现该目标的因素，根据分析结果明确关键原因，制定改进措施并组织实施。

目标九　降低住院患者静脉输液使用率

（NIT-2022-Ⅸ）

（一）目标简述

静脉输液是现代药物治疗的重要给药途径，在治疗某些疾病和挽救患者方面具有不可替代的作用。但是，静脉输液治疗的不合理使用，不仅不能改善患者治疗效果，还存在更多安全隐患，增加不必要的医疗成本。连续几年的《国家医疗服务与质量安全报告》显示，我国二级以上医院住院患者静脉输液治疗比例居高不下，需要采取综合措施予以干预，以维护医疗安全和患者权益。降低住院患者静脉输液使用率包括降低住院患者静脉输液天数、药品种类、液体量等多个维度。

（二）核心策略

1. 医疗机构成立由医务、临床科室、药事、后勤等部门组成的专项工作小组，完善静脉输液治疗管理相关工作制度和机制。

2. 优化药品供应机制，保障常用药物口服、外用等剂型的合理供应。

3. 研究确定并不断完善本机构无需静脉输液治疗的病种清单，持续积累临床管理和实践证据。

4. 强化静脉输液治疗药物不良反应发生的监测和预警机制，关注静脉输液治疗药物使用数量和强度等情况，并向临床及时反馈预警信息。

5. 定期进行相关培训与再教育，促进医务人员科学选择给药方式，建立优化给药途径的激励约束机制。

6. 建立本机构静脉输液治疗的监测及评价机制，明确相关质控指标数据采集方法与数据内部验证程序，按季度进行本机构数据分析、反馈。

7. 运用质量管理工具，查找、分析影响本机构实现该目标的因素，提出改进措施并落实。

目标十　降低阴道分娩并发症发生率

（NIT-2022-X）

（一）目标简述

《国家医疗服务与质量安全报告》显示，产妇阴道分娩并发症发生率近年来不断升高，严重威胁产科患者健康。降低其发生率对提升医疗质量，保障产妇和新生儿安全具有重要意义。

（二）核心策略

1. 医疗机构成立由医务、产科、新生儿科、护理等部门组成的专项工作小组，建立本机构产妇分娩安全管理及并发症预防的管理制度、实施目标与措施。

2. 定期开展与分娩相关的诊疗指南及技术操作规范、产科获得性疾病预防与控制的相关培训与再教育。

3. 指导孕妇做好孕期管理，规范分娩前评估和核查。

4. 建立本机构产妇医疗质量与医院获得性指标的监测及评价机制，明确相关质控指标数据采集方法与数据内部验证程序，按季度进行本机构数据分析、反馈，建立激励约束机制。

5. 运用质量管理工具，查找、分析影响本机构实现该目标的因素，提出改进措施并落实。

附件 2

2022 年各专业质控工作改进目标

序号	质控中心	改进目标	目标简述
1	病案管理专业	提高病案首页主要诊断编码正确率（PIT-2022-01）	病案首页主要诊断填写正确，是指医师和病案管理人员按照规定，准确选择和规范填写住院病案首页中的主要诊断，并按照国家统一发布的疾病分类代码准确进行编码。提高病案首页主要诊断编码正确率，是提升病案首页质量的重要内容，对正确统计医院及地区疾病谱、支撑 DRGs 分组、评价医疗质量安全水平和技术能力等工作具有非常重要的基础性支撑作用。
2	病理专业	提高分子病理室间质评参加率（PIT-2022-02）	室间质量评价是病理专业质量评价和改进的重要工具，对评定病理检查能力、识别风险点并启动改进措施、评价病理检查的准确性和可比性具有非常重要的基础性支撑作用。
3	产科专业	降低阴道分娩并发症发生率（NIT-2022- Ⅹ）	《国家医疗服务与质量安全报告》显示，产妇阴道分娩并发症发生率近年来不断升高，严重威胁产科患者健康。降低其发生率对提升医疗质量，保障产妇和新生儿安全具有重要意义。
4	超声诊断专业	提高超声危急值 10 分钟内通报完成率（PIT-2022-03）	超声检查作为最常用和最便捷的影像学检查方法之一，广泛用于患者急诊、筛查等诊疗工作，及时通报超声检查危急值对挽救患者生命、保障医疗质量安全具有重要意义。
5	儿科专业	降低住院新生儿黄疸中胆红素脑病发生率（PIT-2022-04）	黄疸是新生儿最常见症状之一，约 10% ～ 13% 的黄疸患儿需要干预，早期监测发现需要干预的新生儿并及时予以干预可以有效预防胆红素脑病发生。胆红素脑病一旦发生会造成神经系统不可逆损伤，对家庭和社会造成巨大经济负担。但目前我国部分地区的发生率仍然较高。

（续表）

序号	质控中心	改进目标	目标简述
5	儿科专业	降低儿童抗菌药物使用强度（PIT-2022-05）	全球普遍关注抗菌药物临床使用问题。由于儿童所处的特殊生长发育时期，不合理使用抗菌药物将对其造成严重的影响。当前，儿科领域普遍存在着抗菌药物使用频度、强度较高的问题，有必要对其进行干预以促进抗菌药物的规范使用。
7	肺脏移植专业	降低肺脏移植患者围术期死亡率（PIT-2022-06）	肺脏移植患者围术期死亡率是综合反映肺脏移植水平的核心指标之一。降低肺脏移植患者围术期死亡率，是肺脏移植专业的共同目标。
8	肝脏移植专业	缩短平均无肝期（PIT-2022-07）	无肝期是影响肝脏移植术后并发症及病死率的关键因素之一，其时间越久，术后发生早期移植物功能障碍和急性肾损伤的概率越高。同时，无肝期期间回心血量大幅度减少，可能会发生低血压、低血钾、脏器功能损害。因此缩短无肝期是行业公认的保障肝脏移植患者诊疗安全，提高手术效果的方法之一。
9	感染性疾病专业	降低病毒性肺炎患者抗菌药物使用率（PIT-2022-08）	在未合并细菌性感染的情况下，病毒性肺炎患者无需使用抗菌药物。但当前部分地区轻中度病毒性肺炎患者抗菌药物使用率超过90%，其中不合理使用率超过70%，亟需予以干预。降低病毒性肺炎患者抗菌药物使用率一方面要严格把握抗菌药物的应用指征，一方面要预防患者继发院内细菌性感染。
		提高呼吸道病原核酸检测率（PIT-2022-09）	呼吸道感染性疾病病原谱复杂多样，部分可引起暴发流行。提高呼吸道病原核酸检测率有助于快速明确病因和合理使用抗菌药物，并对呼吸道传染病的早发现、早隔离、早报告和早治疗具有十分重要的意义。目前，医疗机构对呼吸道感染性疾病的病原学检测能力普遍不足、检测率偏低。常见的核酸检测呼吸道病原包括：新型冠状病毒、流感病毒、副流感病毒、呼吸道合胞病毒、鼻病毒、腺病毒、肺炎支原体、肺炎衣原体等。

（续表）

序号	质控中心	改进目标	目标简述
11	冠心病介入专业	提高非 ST 段抬高型急性冠脉综合征患者接受危险分层的百分比（PIT-2022-10）	非 ST 段抬高型急性冠脉综合征接受介入治疗的患者约占所有接受介入治疗病例 60%，而对非 ST 段抬高型急性冠脉综合征患者进行危险分层是合理应用经皮冠状动脉介入治疗技术的前提。非 ST 段抬高型急性冠脉综合征患者接受危险分层，是指应用专业工具或采用特定的标准对非 ST 段抬高型急性冠脉综合征患者的病情严重程度进行评估。其中，中高危患者应进行经皮冠状动脉介入治疗，低危患者应进行缺血评价后决定治疗方案。
12	护理专业	降低住院患者 Ⅱ 期以上院内压力性损伤发生率（PIT-2022-11）	院内压力性损伤是住院患者常见并发症之一，一旦发生将给患者带来极大的痛苦，且容易导致感染等并发症。其发生与护理工作质量密切相关，是护理专业重点关注的问题之一。
		降低血管内导管相关血流感染发生率（PIT-2022-12）	血管内导管相关血流感染是临床常见的医源性感染之一，感染因素涉及医护人员操作、护理、患者管理等诸多方面，为患者预后带来不利影响，造成沉重的经济负担。连续几年的《国家医疗服务与质量安全报告》显示，我国二级以上医院住院患者血管内导管相关血流感染发生率近年来改善幅度不大，需要采取综合措施予以干预，以保障医疗安全和患者权益。重点改善中心静脉导管（CVC）及经外周静脉置入中心静脉导管（PICC）的相关血流感染问题。
14	呼吸内科专业	提高住院社区获得性肺炎患者病情严重程度评估率（PIT-2022-13）	社区获得性肺炎（CAP）病情严重程度评估是规范化治疗的基础，也是识别高风险患者、保障医疗质量安全的重要手段。CAP 病情严重程度评估能够反映医疗机构对 CAP 患者住院指征的把握能力及对医疗资源的管理能力，是 CAP 医疗质控的重要参数。《国家医疗服务与质量安全报告》显示，我国二级以上医院住院 CAP 患者病情严重程度评估率仍偏低，需要采取综合措施予以干预，以保障医疗资源的有效利用和医疗安全。

（续表）

序号	质控中心	改进目标	目标简述
15	急诊专业	提高心脏骤停患者复苏成功率（PIT-2022-14）	心脏骤停是指心脏射血功能突然停止导致全身循环中断、呼吸停止和意识丧失，若不迅速予以纠正，会发展为猝死。心肺复苏成功率是急诊医疗质量安全的核心指标及救治能力的重要体现。心肺复苏成功是指心肺复苏后自主循环恢复（ROSC）且维持20分钟及以上。心脏骤停复苏成功率的整体提升，对于保障人民生命健康具有重要意义。
16	健康体检管理专业	提高健康体检重要异常结果随访率（PIT-2022-15）	早发现、早诊断重大疾病是健康体检的主要目的之一。对重要异常结果进行随访，能够促使相关异常结果得到及时、规范的处置，对提高重大疾病的诊疗效果具有重要意义。该指标反映健康体检（管理）机构主动收集受检者中发现重要异常结果后处理措施的情况。
17	结构性心脏病介入专业	降低室间隔缺损封堵术后传导阻滞发生率（PIT-2022-16）	室间隔缺损封堵术后传导阻滞是手术后发症之一，对患者的手术效果和生存质量造成严重影响，需要予以重点关注和干预。
18	康复医学专业	提高住院患者早期康复介入率（PIT-2022-17）	在疾病早期规范开展康复诊疗，可以有效避免或减轻患者功能障碍、提高生活自理能力和生活质量、降低家庭与社会的负担。《国家医疗服务与质量安全报告》显示，近3年来我国综合医院住院患者早期康复介入率逐年提高，但仍处于较低水平。目前重点关注骨科、神经内科、神经外科、重症医学科住院患者早期康复介入率。
19	口腔医学专业	提高橡皮障隔离术在根管治疗中的使用率（PIT-2022-18）	根管治疗术是近两年口腔医学门诊诊疗量排名第一的技术，在根管治疗中使用橡皮障隔离术，不仅能够保持术野清净，保护术区附近口腔软组织，预防治疗器械吞误吸，还能加强根管治疗中的感染控制，提高根管治疗的疗效。

序号	质控中心	改进目标	目标简述
20	临床检验专业	提高室间质评项目参加率（PIT-2022-19）	提高室间质评项目参加率，是提升临床实验室质量的重要内容，重点关注检验科及其他临床实验室的室间质评项目。室间质量评价是临床实验室质量评价和改进的重要工具，对评定实验室从事特定检测或测量的能力、识别实验室存在的问题并启动改进措施、评价检测或测量方法的有效性和可比性、识别实验室间的差异等工作具有非常重要的基础性支撑作用。
21	临床营养专业	提高住院患者营养评估率（PIT-2022-20）	营养评估包括：人体测量、膳食评估、营养生化检验、营养代谢检测(能量代谢测定、人体组成成分分析等)及疾病状态评估等内容。营养评估是推动开展营养诊疗、规范营养药物和特殊医学用途配方食品应用、提高临床综合治疗效果的重要措施。
22	麻醉专业	提高全麻患者体温监测率（PIT-2022-21）	全麻患者受麻醉、手术因素的影响，围术期易出现体温波动。而围术期低体温会影响患者药物代谢、凝血功能及苏醒后感受。长期以来，术中体温并未作为全身麻醉的常规监测项目，导致患者低体温无法及时发现。提高全麻患者体温监测率，对保障麻醉安全、提高麻醉质量具有重要意义。
23	门诊专业	提高门诊电子病历使用率（PIT-2022-22）	门诊电子病历是促进门诊病历记录规范化、标准化的重要手段，可以有效提升工作效率和信息流转效率，便于患者在不同机构间的连续性诊疗。
24	脑损伤评价	提高脑死亡判定自主呼吸激发试验（AT）完成率（PIT-2022-23）	深昏迷、脑干反射消失和自主呼吸停止是目前国际公认的脑死亡最低判定标准，其中验证自主呼吸停止的自主呼吸激发试验是完成脑死亡判定的关键。脑死亡判定自主呼吸激发试验完成率，与AT操作技术和流程相关。提高AT完成率对提高脑死亡诊断规范性具有重要意义。
25	人体捐献器官获取	提高脑死亡来源器官捐献者（DBD）占比（PIT-2022-24）	提高脑死亡来源器官捐献者（DBD）占比是国际通行做法，也是保障捐献器官质量、促进社会伦理进步的重要方法。

（续表）

序号	质控中心	改进目标	目标简述
26	神经系统疾病	提高急性脑梗死再灌注治疗率（NIT-2022-Ⅱ）	脑梗死在我国二级以上医院住院患者疾病诊断数量中位居首位，也是导致我国居民死亡的前3位病种之一。提高急性脑梗死再灌注治疗率有助于降低急性脑梗死患者的致残率及死亡率，改善患者生活质量，减轻社会和家庭负担。急性脑梗死再灌注治疗，是指对发病6小时内的急性脑梗死患者给予静脉溶栓治疗和（或）血管内治疗。
27	肾病专业	提高透析患者肾性贫血控制率（PIT-2022-25）	肾性贫血是终末期肾脏疾病的主要并发症，严重影响患者预后。纠正贫血有助于降低透析患者心血管事件发生率和死亡率，改善透析患者认知功能及生活质量。肾性贫血控制是指根据患者评估情况按照有关临床指南或规范，定期复查血常规并予以透析患者补充铁剂、叶酸、维生素 B_{12}、重组人促红细胞生成素等治疗，使患者血红蛋白维持在110g/L以上。
28	肾脏移植专业	提高肾脏移植受者1年总体随访质量（PIT-2022-26）	随访质量直接反映对肾脏移植受者的长期管理能力，是评价肾脏移植医疗质量的重要一环。持续稳定的随访是制定个体化医疗方案的前提，是每个移植中心的责任和义务。每例肾脏移植的随访质量得分 =（实际随访次数 / 应随访次数）×（实际录入的随访参数 / 应录入的随访参数）×100。
29	疼痛专业	提高癌性疼痛的规范化治疗率（PIT-2022-27）	癌性疼痛是常见的顽固性疼痛，极大的影响患者生活质量。规范化的治疗是保障治疗效果，减轻患者痛苦，提高患者生活质量的重要手段。
30	消化内镜专业	提高结肠镜腺瘤检出率（PIT-2022-28）	结肠镜腺瘤检出率是国际公认的评价结肠镜质量的结局指标。提高结肠镜腺瘤检出率，可以降低结直肠癌发病率和死亡率。内镜检查工作中造成结直肠腺瘤漏诊主要原因是内镜医师操作过快、观察不仔细，需要加以改进。

序号	质控中心	改进目标	目标简述
31	心律失常专业	降低心脏植入型电子器械植入术患者住院死亡率（PIT-2022-29）	心脏植入型电子器械（CIED）相关手术近年来在心律失常诊疗领域快速发展，其质量安全需予以重点关注。降低相关手术死亡率是实现质量改进的重要目标。CIED包括心脏永久起搏器（PM），植入型心律转复除颤器（ICD），心脏再灌注同步化治疗（CRTP），心脏再灌注同步化治疗除颤器（CRTD）。CIED植入术包括CIED新植入、CIED更换以及CIED升级手术。
32	心血管病专业	提高急性ST段抬高型心肌梗死再灌注治疗率（NIT-2022-Ⅰ）	急性心肌梗死是导致我国居民死亡的首要病种，提高急性ST段抬高型心肌梗死（STEMI）患者再灌注治疗率对降低急性STEMI患者的致残率及死亡率、改善患者生活质量、减轻社会和家庭负担具有重要意义。急性ST段抬高型心肌梗死再灌注治疗，是指对发病12小时内的急性STEMI患者给予经皮冠状动脉介入治疗（PCI）或静脉溶栓治疗，首选PCI治疗。
33	心脏移植专业	提高心脏移植术前心肺运动试验检查率（PIT-2022-30）	心肺运动试验是首选的判断患者是否符合心脏移植的评价方法。该试验能够帮助医生了解移植受者心脏以外器官功能状况是否正常，并及时纠正存在的问题，供医生参考是否将患者纳入心脏移植等候序列。该指标反映医疗机构实施心脏移植手术术前评估的规范性。
34	眼科专业	提高糖尿病患者白内障术前眼底检查率（PIT-2022-31）	白内障术前眼底检查是明确手术适应症、保障手术安全和效果的重要手段，对防止手术滥用和保障术后效果具有重要意义。
35	药事管理专业	降低住院患者静脉输液使用率（NIT-2022-Ⅸ）	静脉输液是现代药物治疗的重要给药途径，在治疗某些疾病和挽救患者方面具有不可替代的作用。但是，静脉输液治疗的不合理使用，不仅不能改善患者治疗效果，还存在更多安全隐患，增加不必要的医疗成本。降低住院患者静脉输液使用率包括降低住院患者静脉输液体量、天数、药品种类等多个维度。

序号	质控中心	改进目标	目标简述
36	医院感染管理专业	提高住院患者抗菌药物治疗前病原学送检率（NIT-2022-Ⅳ）	当前，全球普遍关注抗菌药物临床使用问题。提高抗菌药物治疗前病原学送检率（尤其是限制使用级以上抗菌药物），提高无菌性样本送检比例，可以有效提高抗菌药物使用的科学性和规范性，对遏制细菌耐药、提升治疗效果和保障人民群众健康权益具有重要意义。
37	整形美容专业	降低注射美容并发症发生率（PIT-2022-32）	注射美容是目前整形美容专业最为流行、普适性最为广泛的医美项目，常见的并发症有局部红斑、肉芽肿，部分患者还可发生中毒反应、血管栓塞，甚至脑梗死、死亡等严重并发症。并发症的发生与医师对患者的评估、注射技术、药物剂量选择等因素密切相关，积极的干预可以有效降低其发生率，保障患者安全。
38	肿瘤专业	提高肿瘤治疗前临床 TNM 分期评估率（NIT-2022-Ⅲ）	恶性肿瘤在我国位于居民死因排序首位。全面科学评估肿瘤患者病情，是肿瘤规范化治疗的基础。提高肿瘤患者治疗前完成临床 TNM 分期评估的比例可以提高肿瘤患者诊疗方案的科学性、合理性，提升肿瘤患者诊疗效果和生存率。重点关注发病率较高的肺癌、胃癌、肝癌、结直肠癌、乳腺癌 5 个病种。
39	重症医学专业	提高感染性休克集束化治疗完成率（NIT-2022-Ⅵ）	感染性休克是当前对重症患者最具威胁性的疾病，其具有高发病率、高病死率、高治疗费用等特点，已经成为导致重症患者中、后期死亡的主要原因，并给社会资源和经济发展带来沉重负担。提高其临床治疗水平是当前全球重大健康挑战之一。及时规范的给予感染性休克患者集束化治疗能够显著改善患者预后。
40		降低 ICU 内中心静脉导管相关血流感染的发生率（PIT-2022-33）	血管内导管相关血流感染是临床常见的医源性感染之一，感染因素涉及医护人员操作、护理、患者管理等诸多方面，为患者预后带来不利影响，造成沉重的经济负担。ICU 是使用中心静脉导管最为频繁的专业，需要重点关注相关问题。

附录四　国家卫生健康委办公厅关于印发
2023 年国家医疗质量安全改进目标的通知

国家卫生健康委员会办公厅

国卫办医政函〔2023〕45 号

国家卫生健康委办公厅关于印发
2023 年国家医疗质量安全改进目标的通知

各省、自治区、直辖市及新疆生产建设兵团卫生健康委：

为加强医疗质量安全管理，持续提升医疗质量安全水平，我委连续两年组织制定了国家医疗质量安全改进目标（以下简称目标），指导行业以目标为导向科学精准开展医疗质量安全改进工作。目标印发后，各地积极贯彻落实，取得明显成效，充分发挥了引导工作方向，激发行业内生动力，实现医疗质量安全改进的重要作用。

为进一步发挥目标导向作用，我委在前期工作基础上，组织制定了《2023 年国家医疗质量安全改进目标》和各专业 2023 年质控工作改进目标。现印发给你们，请指导各级各专业质控组织、医疗机构、行业学协会做好组织实施工作，优化改进工作策略，创新工作机制和方式方法，深入推进目标管理，开展医疗质量安全系统改进工作。同时，要进一步加强宣贯培训，做好数据信息的收集、分析和反馈，不断提升医疗质量安全管理水平。

附件:1.2023 年国家医疗质量安全改进目标

2.2023 年各专业质控工作改进目标

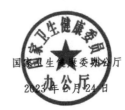

国家卫生健康委办公厅

2023 年 2 月 24 日

(信息公开形式:主动公开)

抄送:有关委直属和联系单位,中华医学会、中华口腔医学会、中华护理学会,委属(管)医院,各国家级质控中心。

国家卫生健康委办公厅　　　　　　　　　　　2023 年 2 月 27 日印发

校对:高嗣法

附件 1

2023 年国家医疗质量安全改进目标

目标一　提高急性 ST 段抬高型心肌梗死再灌注治疗率

目标二　提高急性脑梗死再灌注治疗率

目标三　提高肿瘤治疗前临床 TNM 分期评估率

目标四　降低住院患者围手术期死亡率

目标五　提高医疗质量安全不良事件报告率

目标六　提高住院患者静脉输液规范使用率

目标七　提高四级手术术前多学科讨论完成率

目标八　提高感染性休克集束化治疗完成率

目标九　提高静脉血栓栓塞症规范预防率

目标十　降低阴道分娩并发症发生率

目标一　提高急性 ST 段抬高型心肌梗死再灌注治疗率

（NIT-2023-Ⅰ）

（一）目标简述

急性心肌梗死是导致我国居民死亡的首要病种，提高急性 ST 段抬高型心肌梗死（STEMI）患者再灌注治疗率对降低急性 STEMI 患者的致残率及死亡率、改善患者生活质量、减轻社会和家庭负担具有重要意义。急性 ST 段抬高型心肌梗死再灌注治疗，是指对发病 12 小时内的急性 STEMI 患者给予经皮冠状动脉介入治疗（PCI）或静脉溶栓治疗，首选 PCI 治疗。

（二）核心策略

1. 医疗机构充分发挥由心内科、急诊科、检验、护理、影像等部门组成的急性 STEMI 患者再灌注治疗技术团队作用，加强多部门多学科协同联动，优化院前－院内衔接、院内流程和资源配置。

2. 医疗机构根据本机构实际情况不断完善急性 STEMI 患者急救方案及标准化操作流程，并持续进行院内再灌注治疗规范化培训。保障医务人员随时到位，保障药品、设备、设施处于可用状态。加强患者及家属宣教。

3. 不具备 PCI 能力的医疗机构，要按照本机构急性 STEMI 患者急救转诊方案及流程规范执行，确保可以及早启动转运 PCI、院内溶栓加转运 PCI 的早期再灌注治疗，并完善前期准备。

4. 医疗机构进一步优化急性 STEMI 患者再灌注治疗率的监测及评价机制，推进相关质控指标数据采集，加强数据内部验证，提高数据质量，并按季度进行本机构数据的分析、反馈。

5. 医疗机构加强质量管理工具、质控数据的应用，查找、分析影响本机构实现急性 STEMI 患者再灌注治疗改进目标的关键因素，以目标为导向提出和落实改进措施，并持续跟进改进效果。

6.医疗机构建立急性 STEMI 患者再灌注治疗改进工作激励约束机制，充分调动相关管理人员和医务人员的积极性，推动该目标的实现。

目标二　提高急性脑梗死再灌注治疗率
（NIT-2023-Ⅱ）

（一）目标简述

脑梗死在我国二级以上医院住院患者疾病诊断数量中位居首位，也是导致我国居民死亡的前 3 位病种之一。提高急性脑梗死再灌注治疗率有助于降低急性脑梗死患者的致残率及死亡率，改善患者生活质量，减轻社会和家庭负担。急性脑梗死再灌注治疗，是指对发病 6 小时内的急性脑梗死患者给予静脉溶栓治疗和（或）血管内治疗。

（二）核心策略

1.医疗机构应在已有再灌注治疗技术团队基础上，不断优化团队人员配置、接受再灌注治疗相关新技术的专业化培训。

2.医疗机构应与院前急救系统建立高效连接，快速转运，提升救治效率，同时在已有急性脑梗死患者急救方案及标准化操作流程基础上，持续优化院内急救流程。

3.不具备再灌注治疗能力的医疗机构，要建立本机构急性脑梗死患者急救转诊方案及流程，尽可能完成"一小时急救圈"内转诊。

4.医疗机构建立更加完善的急性脑梗死再灌注治疗持续监测平台及评价反馈机制，能够按月度进行本机构数据分析、反馈，建立激励约束机制。

5.运用质量管理工具，查找、分析影响本机构实现该目标的因素，提出改进措施并落实。

目标三　提高肿瘤治疗前临床 TNM 分期评估率

（NIT-2023-Ⅲ）

（一）目标简述

恶性肿瘤在我国位于居民死因排序首位。全面科学评估肿瘤患者病情，是肿瘤规范化治疗的基础。提高肿瘤患者治疗前完成临床 TNM 分期评估的比例可以提高肿瘤患者诊疗方案的科学性、合理性，提升肿瘤患者诊疗效果和生存率。

（二）核心策略

1. 医疗机构成立由医务、病案、肿瘤、影像及其他临床科室组成的专项工作小组，加强本机构肿瘤疾病诊疗规范化管理，定期进行相关工作的培训与再教育。

2. 医疗机构重点加强非肿瘤专业临床科室诊疗肿瘤疾病的管理，对肿瘤患者（特别是初诊患者）采取多学科协作诊疗。

3. 加强临床 TNM 分期评估过程管理，建立完善评估制度，规范评估流程，明确相关医务人员须掌握的检查评估策略；按照有关要求规范书写临床 TNM 分期评估内容。

4. 建立本机构肿瘤单病种诊疗的监测及评价机制，明确相关质控指标数据采集方法与数据内部验证程序，按季度、分科室进行数据分析、反馈，并将目标改进情况纳入绩效管理，建立激励约束机制。

5. 运用质量管理工具，查找、分析影响本机构实现该目标的因素，提出改进措施并落实。

目标四　降低住院患者围手术期死亡率

（NIT-2023-Ⅳ）

（一）目标简述

住院患者围手术期死亡率是行业通用的反映手术质量安全的指标之

一。死亡原因可能取决于患者的健康状态、手术类型、紧迫程度、技术能力、围术期管理水平等。《国家医疗服务与质量安全报告》数据显示，我国手术患者住院死亡率呈上升趋势，加强住院患者围手术期管理，落实手术相关管理制度，降低住院患者围手术期死亡率，对整体提高医疗质量安全水平具有重要意义。

本指标重点关注住院患者进行开放手术、介入治疗及内（窥）镜下治疗性操作在手术当日、术后 24 小时和 48 小时的死亡情况。

（二）核心策略

1. 医疗机构成立由医务、质控、护理、麻醉、临床科室、病案和信息等相关部门组成的专项工作小组，并指定牵头部门。

2. 医疗机构加强围手术期管理，采取有效措施保障手术分级管理、医务人员授权管理、紧急情况下特殊授权管理制度、手术论证制度、手术培训制度、术前讨论制度、手术安全核查制度、手术相关不良事件报告制度、死亡讨论制度、患者随访制度、手术质量安全评估制度、手术分级管理督查制度等一系列制度落实到位。

3. 医疗机构建立住院患者手术当日、术后 24 小时、术后 48 小时内死亡率的监测及评价机制，明确相关质控指标数据采集方法和数据内部验证程序，按季度、分科室进行数据分析、反馈，纳入绩效管理，建立激励约束机制。

4. 医疗机构运用质量管理工具，查找、分析影响本机构实现该目标的因素，依据分析结果明确关键原因，制定改进措施并组织实施。

目标五 提高医疗质量安全不良事件报告率

（NIT-2023-Ⅴ）

（一）目标简述

医疗质量安全不良事件指在医院内被工作人员主动发现的，或患者在接受诊疗服务过程中出现的，除了患者自身疾病自然过程之外的各种因素所致的安全隐患、状态或造成后果的负性事件。目前，我国医疗机构医疗质量安全不良事件发生情况与国际相关数据比较，在识别和报告率上还有一定差距。加强医疗质量安全不良事件报告工作，提高医疗质量安全不良事件的识别和报告率，对于构建医疗机构医疗质量安全文化和学习平台，提升医疗质量安全水平具有重要意义。

（二）核心策略

1. 医疗机构成立由医务、护理、院感、各临床科室等部门组成的专项工作小组，完善医疗质量安全不良事件管理的相关制度、工作机制，重点明确医疗质量安全不良事件的分级、分类管理。

2. 医疗机构加强培训工作，持续提高医务人员识别与防范医疗质量安全不良事件的意识和能力，引导和鼓励医务人员主动发现和上报医疗质量安全不良事件的积极性，构建非惩罚性文化氛围。

3. 建立及完善本机构医疗安全（不良）事件的报告、监测及评价机制，按季度进行本机构数据分析、反馈，建立激励约束机制。对于四级手术发生严重医疗质量（安全）不良事件的情况，应当严格按照《医疗机构手术分级管理办法》第二十四条规定进行管理。

4. 重点提升医疗质量安全隐患问题或未造成严重不良后果的负性事件识别能力与主动报告意识。

5. 运用质量管理工具，查找、分析影响本机构实现该目标的因素，提出改进措施并落实。

目标六　提高住院患者静脉输液规范使用率

（NIT-2023-Ⅵ）

（一）目标简述

静脉输液是现代药物治疗的重要给药途径，在治疗某些疾病和挽救患者方面具有不可替代的作用。但是，静脉输液治疗的不合理使用，不仅不能改善患者治疗效果，还存在更多安全隐患，增加不必要的医疗成本。连续几年的《国家医疗服务与质量安全报告》显示，我国二级以上医院住院患者静脉输液使用率呈下降趋势，但仍存在静脉输液不合理使用的情况，需要针对住院患者静脉输液使用情况探索质量改进长效机制，从多个维度综合评价，重点关注住院患者静脉输液使用率、每床日静脉输液使用频次、液体总量（毫升）和药品品种数量等指标，采取综合措施予以干预，以维护医疗安全和患者权益。

（二）核心策略

1. 医疗机构成立由医务、临床科室、药学、信息等部门组成的专项工作小组，完善静脉输液治疗管理相关工作制度和机制。

2. 优化药品供应机制，保障常用药物口服、外用等剂型的合理供应。

3. 研究确定并不断完善本机构无需静脉输液治疗的病种清单，关注重点药物、科室、疾病的静脉药物使用情况。持续积累临床管理和实践证据。

4. 定期进行临床诊疗指南的培训，加强循证理念的教育，促进医务人员科学选择给药方式，建立优化给药途径的激励约束机制。

5. 建立本机构静脉输液治疗的监测及评价机制，明确相关质控指标数据采集方法与数据内部验证程序，按季度进行本机构数据分析、反馈，并组织人员对评价指标结果进行点评。

6. 强化静脉输液治疗药物监测和预警机制，关注静脉输液治疗药物使用体积、频次、数量、药品种类和不良反应／事件等情况，并向临床及时反馈预警信息。

7. 运用质量管理工具，查找、分析影响本机构实现该目标的因素，提出改进措施并落实。

目标七　提高四级手术术前多学科讨论完成率

(NIT-2023-Ⅶ)

(一)目标简述

国家卫生健康委颁布实施的《医疗机构手术分级管理办法》中明确医疗机构四级手术开展前必须进行多学科讨论。四级手术术前进行多学科讨论有助于汇聚各专业的技术力量，综合评估患者的风险/获益比，制定全面的诊疗计划及手术风险防范处置最佳方案，从而最大程度降低手术风险和并发症发生，保障手术质量和医疗安全。

(二)核心策略

1. 医疗机构医疗技术临床应用管理组织负责本机构手术分级的管理。医疗机构要提高认识，全面梳理本机构手术分级管理目录，依据功能定位、医疗服务能力水平和诊疗科目，建立符合本机构实际、具有可操作性且符合四级手术特点的手术分级管理目录，保障手术分级管理工作的科学性、精准性。

2. 医疗机构按照《医疗机构手术分级管理办法》和《医疗质量安全核心制度要点》，制订符合本机构实际的四级手术术前多学科讨论制度，由医务部门牵头组织相关部门和临床专科对开展的四级手术进行术前多学科讨论，人员构成标准根据疾病及手术动态组建四级手术术前多学科讨论成员。

3. 医疗机构建立四级手术术前讨论工作机制，完善从手术科室发起，到医务部门组织、术前讨论及记录等环节的管理流程，明确时限要求、发起方式、组织形式、协调管理等一系列工作机制。

4. 医疗机构强化四级手术术前多学科讨论的及时性、有效性、便捷性和可追溯性，不断优化流程、提高完成率。

5. 医疗机构建立四级手术术前多学科讨论完成的监测及评价机制，

明确相关质控指标数据采集方法与数据内部验证程序，按季度进行本机构数据分析、反馈，建立激励约束机制。

6.医疗机构运用质量管理工具，查找、分析影响本机构实现该目标的因素，提出改进措施并落实。

目标八 提高感染性休克集束化治疗完成率

（NIT-2023-Ⅷ）

（一）目标简述

感染性休克具有发病率高、病死率高、治疗费用高等特点，是导致住院患者（特别是重症患者）死亡的重要原因。提高感染性休克临床治疗水平是当前全球重大的健康挑战之一，尽快实施规范的集束化治疗是改善感染性休克患者预后的重要措施。《国家医疗服务与质量安全报告》显示，我国感染性休克患者的集束化治疗仍有较大改进空间，提高感染性休克患者3小时和6小时集束化治疗完成率对保障患者生命安全具有重要意义。

（二）核心策略

1.医疗机构成立由重症、急诊、感染性疾病、检验、医务等相关部门组成的专项工作小组，并指定牵头部门。

2.医疗机构定期开展相关培训，确保医护人员熟练掌握相关诊疗规范，能够及时识别相关患者并给予规范治疗。

3.医疗机构建立感染性休克集束化治疗的多部门联合监测及评价机制，明确相关质控指标数据采集方法和数据内部验证程序，按季度、分科室进行数据分析、反馈，纳入绩效管理，建立激励约束机制。

4.医疗机构运用质量管理工具，查找、分析影响本机构实现该目标的因素，根据分析结果明确关键原因，制定改进措施并组织实施。

目标九　提高静脉血栓栓塞症规范预防率

（NIT-2023-Ⅸ）

（一）目标简述

静脉血栓栓塞症（VTE）包括深静脉血栓形成（DVT）和肺血栓栓塞症（PTE），是导致患者非预期死亡的重要原因之一，严重危害患者安全。VTE 规范预防，是指患者住院期间和出院后接受 VTE 风险与出血风险评估，并根据评估情况按照有关临床指南规范给予规范预防措施，包括基础预防、药物预防、机械预防等。强化质控，提高 VTE 规范预防率，实现 VTE 的早期干预，可以有效降低 VTE 的发生率及致死率。

（二）核心策略

1. 医疗机构进行医院内 VTE 防治体系建设，成立由医务、临床、护理等部门组成的 VTE 管理团队，制定科学的 VTE 防治管理路径，开展规范的 VTE 风险评估和预防。

2. 借助信息化手段加强 VTE 预防提醒、质控指标的数据采集、监测及评价反馈，并纳入绩效管理，建立激励约束机制。

3. 运用有效质量管理工具，查找、分析影响本机构实现该目标的因素，提出持续改进措施并落实。

4. 建立 VTE 相关会诊转诊机制和应急预案，实现重症 VTE 患者的救治与管理。

5. 开展 VTE 防治技术指导、教学培训和相关交流，提高 VTE 认知水平及规范化防治能力。

目标十　降低阴道分娩并发症发生率

（NIT-2023-X）

（一）目标简述

《国家医疗服务与质量安全报告》显示，阴道分娩并发症发生率近年来不断升高,严重威胁产科患者健康。减少阴道分娩并发症,特别是发生率高、对孕产妇生命安全威胁最大的产后出血的发生,对提升医疗质量,保障产妇和新生儿安全具有重要意义。

(二)核心策略

1. 由医务、产科、新生儿科、护理等部门组成的专项工作小组,持续完善本机构产妇分娩安全管理及并发症预防的管理制度和实施方案。

2. 不断改进本机构产妇医疗质量与医院获得性指标的监测及评价机制,优化相关质控指标数据采集方法与数据内部验证程序,提高数据采集 – 分析 – 反馈的质量和效率,完善激励约束机制。

3. 开展国家医疗质量安全改进行动宣传,加强医疗质量管理能力培训,动员相关科室全员参与质量改进。

4. 运用质量管理工具,针对分娩安全管理及并发症预防,形成"摸清现状 – 分析原因 – 明确重点 – 提出措施 – 督导实施 – 评估效果 – 持续改进"的工作机制,并持续优化。

5. 定期开展与分娩相关的诊疗指南及技术操作规范、产科获得性疾病预防与控制的相关培训与再教育。

6. 指导孕妇做好孕期管理,规范分娩前评估和核查。

附件 2

2023 年各专业质控工作改进目标

序号	质控中心	改进目标	目标简述	核心策略
1	病案管理专业	提高病案首页主要诊断编码正确率（PIT-2023-01）	主要诊断是病种质量管理、临床路径管理的数据基础，也是应用DRGs 这一评价工具对医院进行绩效评估的重要依据。提高主要诊断编码正确率是提升病案首页质量的重要内容，支撑 DRGs 分组、评价医疗质量安全水平及地区疾病谱，对正确统计医院及技术能力等工作具有非常重要的基础性支撑作用。	1. 医疗机构充分发挥病案管理委员会作用，明确管理、临床、病案等部门在首页及病历全程质量管理中的职责和任务，使之成为提高医疗质量的重要抓手。 2. 医疗机构加强培训工作，持续提高医务人员对病案首页规范填写、准确编码和数据质控的能力。 3. 医疗机构强化临床医生临床基本功训练，提高临床工作能力，确保首页诊疗信息与病历内容一致。 4. 不断完善本机构制度化、常态化、多部门协作的监测及评价机制，按季度、分科室进行数据分析、反馈，建立激励约束机制。 5. 运用质量管理工具，查找、分析影响该目标的因素，提出持续改进措施构实现该目标的改进并落实。

（续表）

序号	质控中心	改进目标	目标简述	核心策略
1	病案管理专业	提高手术相关记录完整率（PIT-2023-02）	手术相关记录完整指在接受手术治疗的出院患者病历中，手术、术前讨论结论、手术记录、医嘱、术后安全核查表等手术相关内容符合《医疗质量安全核心制度要点》《病历书写基本规范》《卫医发〔2018〕8号》《卫医政发〔2010〕11号》等文件要求。该指标通过监测医疗机构手术相关记录的完整性与一致性，规范医疗行为，保障医疗质量和患者安全。	1. 医疗机构充分发挥病案管理委员会作用，完善运行病历和终末病历内涵质量管理工作制度与专项行动，制定实施病历内涵质量管理专项行动，规范医疗行为，保障医疗质量和患者安全。 2. 医疗机构加大培训力度，将《医疗质量安全核心制度要点》和《病历书写基本规范》等要求落到实处。 3. 医疗机构强化临床医生基本功训练，提高临床床工作能力，确保本机构病历内涵质量一致性，不断提升病历书写内涵质量。 4. 不断完善本机构病历质控管理机制，分析、反馈，并将目标纳入绩效考核机制，建立激励约束机制。 5. 运用质量管理工具，查找、分析实现核心目标的因素，提出改进措施并落实。
2	病理专业	提高分子病理室间质评参加率（PIT-2023-03）	分子病理是我国近几年来病理诊断中蓬勃发展起来的新技术，它为精准病理诊断提供理论支撑和实践指导。分子病理检测能够揭示疾病的分子特征，有助于提高诊断的准确率，通过患者肿瘤组织的分子分型，能够提供重要的疾病预后和药效预测信息，从而为患者制定有针对性的个体化治疗方案提供依据，改善患者的临床治疗效果。	1. 医疗机构成立医务、病理联合工作小组，加强本机构分子病理检测规范化管理。 2. 医疗机构分子病理根据实际情况制定本机构分子病理质控制度与质控流程，设立分子病理质控岗位，并纳入绩效管理，建立激励约束机制。 3. 定期对机构内部进行相关工作的培训与再教育，明确相关质控指标数据采集方法。 4. 运用质量管理工具，查找、分析影响本机构参与分子病理室间质评工作的因素，提出改进措施并落实。

（续表）

序号	质控中心	改进目标	目标简述	核心策略
3	产科专业	降低阴道分娩并发症发生率（NIT-2023-X）		详见国家医疗质量安全改进目标十
4	超声诊断专业	提高超声诊断符合率（PIT-2023-04）	超声诊断符合，是指超声诊断与病理或临床诊断相符合。超声诊断符合率是反映超声诊断质量的重要指标，是反映一定时期内超声科室诊断水平、体现超声诊断符合率的诊疗价值，提高超声诊断符合率，不仅有利于临床诊疗工作，还对提升超声检查的质量，保证患者对医疗安全，具有重要意义。	1. 医疗机构建立超声科质控管理相关工作制度与机制，将超声会诊、疑难病例讨论、病例随访等制度，将医学诊疗改进活动中。 2. 医疗机构成立超声质量改进目标核心专项工作小组，制定工作计划，明确职责、有效落实。 3. 定期进行相关培训与再教育，加强人才队伍建设、提高规范化检查流程及标准化报告的使用。 4. 建立超声诊断符合率要求按时、准确上报数据，按照工作要求反馈超声诊断准确率。 5. 医疗机构运用质量管理工具，查找、分析影响本机构实现现设目标的因素，提出改进措施并落实。
5	儿科专业	降低川崎病患儿心脏事件发生率及川崎病相关死亡率（PIT-2023-05）	川崎病是一种病因不明、以全身非特异性血管炎为主要病理特征的疾病。主要发生于儿童，是儿童后天性心脏病最常见的病因。目前国内各地各级医疗机构诊疗水平差不齐，已成为儿科专业急性期诊治的重要挑战。	1. 省市级质控中心，建设所辖范围内哨点网络，形成专病数据库，对医疗机构开展相关培训与督导，建立川崎病患儿事件患者的双向转诊闭环机制。 2. 医疗机构应成立由医务、质控、心内科、心外科等其他相关科室牵头的专项工作小组，超声科组成的专家团队。 3. 医疗机构应参考川崎病诊断和急性期诊治专家共识，定期开展医务人员培训。

（续表）

序号	质控中心	改进目标	目标简述	核心策略
5	儿科专业	提高儿童癫痫诊断分型准确率（PIT-2023-06）	儿童癫痫是儿童神经科最常见的疾病，对患者、家庭和社会常常带来严重不良影响。规范的诊断和治疗至关重要。儿童癫痫具有不同地区、不同人的诊疗特点，现阶段不同地区、不同医院间诊疗水平不平衡，亟须通过质量控制体系规范化诊疗行为，推进同质化，评价改进成效。	4. 医疗机构建立本机构川崎病诊疗质量监测及评价机制，按照工作要求收取工具，查找、分析影响该目标实现的因素，提出改进措施并落实。 5. 医疗机构运用质量管理工具，查找、分析影响该目标实现的因素，提出改进措施并落实。 1. 省级儿科质控中心协助国家级质控质量监测中心设立儿童癫痫诊疗质量监测点医院，开展儿童癫痫诊疗质量监测，定期监测和评价诊疗质量，推动本省儿童癫痫诊疗的规范化和同质化。 2. 医疗机构成立由医务、质控、儿科、神经内科、神经外科、功能神经外科及其他相关科室组成的专项工作小组，指定牵头部门。 3. 医疗机构制订符合本机构实际的儿童癫痫标准化诊疗方案，定期开展规范化培训。
6	放射影像专业	提高放射影像诊断符合率（PIT-2023-07）	放射影像诊断符合率是指住院患者放射影像诊断与患者出院诊断一致的比例。放射诊断报告或影像报告相一致的病理报告诊断或影像报告对于患者明确诊断、等具有重要意义对于临床参考价值。放射影像检查项目包括X线、CT和磁共振等。	1. 医疗机构成立由医务、放射科、病理科、病案科等部门组建立本机构的专项工作小组，建立本机构放射影像质量管理制度和提升管理制度、病理和临床诊断查询反馈流程。 2. 定期开展与放射影像诊断相关的共识、指南、影像操作技术规范以及疾病放射影像诊断和鉴别诊断的相关培训。 3. 指导放射科科明做好放射影像检查前患者准备、检查技术规范和报告质量控制。 4. 建立本机构放射影像诊断报告质量的监测及评价机制，按季度进行数据分析、反馈，建立激励约束机制。 5. 运用质量管理工具，查找、分析影响本机构实现该目标的因素，提出改进措施并落实。

（续表）

序号	质控中心	改进目标	目标简述	核心策略
7	肺脏移植专业	提高肺移植受者一年生存率（PIT-2023-08）	一年生存率是综合反映移植中心移植水平的核心指标。一年生存率是指术后一年内尚存活的肺移植患者数占同期同种异体肺脏移植总数的百分比。	1. 移植医院成立由医务、肺移植（或胸外）科、呼吸内科、ICU、护理及其他相关科室组成的专项工作小组，指定牵头部门和具体负责人。 2. 移植医院制订培训计划，加强本单位肺移植工作相关的培训与再教育。 3. 医疗机构建立肺移植质量控制监测及评价机制，按月（或季）进行本机构数据分析、反馈，建立激励约束机制。 4. 医疗机构运用质量管理工具，查找、分析影响本机构实现该目标的因素，提出改进措施并落实。
8	肝脏移植专业	降低肝脏移植术后非计划二次手术率（PIT-2023-09）	术后计划二次手术率反映了肝脏移植术后并发症发生率，是医疗机构肝脏移植技术发展安全性评价指标。有助于发现术后发生现状、发生趋势及危险因素，提升肝脏移植技术水平及术后管理质量。	1. 医疗机构充分做好肝脏移植术前评估，制定详细手术方案。 2. 对术后非计划二次手术较高的移植中心加强手术技术指导培训，分享优秀移植中心的经验，提高肝脏移植手术同质化水平。 3. 医疗机构优化肝脏围手术期管理机制及流程，及时发现问题并将其解决在萌芽状态，有助于受者术后康复，提高肝移植围术期管理质量。

（续表）

序号	质控中心	改进目标	目标简述	核心策略
9	感染性疾病专业	提高呼吸道病原体核酸检测覆盖率和呼吸道感染性疾病核酸检测百分比（PIT-2023-10）	呼吸道传染病是全球重大公共卫生问题。早期从发热和（或）呼吸道症状患者中正确识别并明确病原学诊断是呼吸道传染病防控的关键环节。医疗诊断是呼吸道传染病防控的关键环节。掌握呼吸道传染病的临床特点，熟练掌握呼吸道传染病原体检测技术，医务人员应当掌握病原学检测技术。	1. 医疗机构建立由医务、信息、检验、感染及其他相关临床科室组成的专项工作和评价小组，并指定牵头部门，建立本机构工作和评价的机制。 2. 医疗机构参加国家和省级感染性疾病质控中心组织的统一培训，并重点开展相关培训和考核，确保医务人员熟练掌握呼吸道传染病临床特点，送检本类型和病原学检测技术。 3. 医疗机构建立本改进目标数据采集方法和内部验证流程，分科室进行数据分析，按季度、建立激励约束机制，反馈、纳入绩效管理。 4. 医疗机构运用质量管理工具，根据分析结果明确关键原因，目标的因素，制定改进措施并组织实施。
10	冠心病介入专业	提高非ST段抬高型急性冠脉综合征患者危险分层完成率（PIT-2023-11）	非ST段抬高型急性冠脉综合征（NSTE-ACS）涵盖了不同危险分层的患者，其中中高危患者应进行经皮冠状动脉介入治疗，低危患者应进行缺血评价后决定治疗方案。这一指标通过促进危险分层手段在NSTE-ACS患者中的应用，进而促进皮冠状动脉介入治疗技术在急性冠脉综合征患者中的合理应用。	1. 医疗机构为一线医师提供方便使用的危险分层工具，二、三级医师在病房时明确患者的危险分层，主管医师在病历中记录患者在申请手术时为导管室提供危险分层结果。 2. 医疗机构对网报数据工作人员进行培训，并把危险分层完成率纳入绩效考核指标。 3. 省级和地市级质控中心加强对医疗质量改进对危险分层病例加强质量的宣传培训，对未进行危险分层病例加强质控的宣传培训，进行检查督导。 4. 省级和地市质控中心及医疗质量改进目标评估指标，每年进行评估反馈。

（续表）

序号	质控中心	改进目标	目标简述	核心策略
11	罕见病专业	提高罕见病的规范诊断和治疗率（PIT-2023-12）	针对罕见病漏诊误诊率高、诊疗质量规范化诊疗的现状已有规范化较差，目前实际诊疗规范性较差，目前实际诊疗规范进行干预。首批纳入的5种罕见病为：DMD杜氏肌营养不良、Gitelman综合征、肺泡蛋白沉积症、转甲状腺素蛋白淀粉样变心肌病。	1. 医疗机构进行院内罕见病规范化诊疗体系建设，成立由医务、医技、药学、病案、护理等部门组成的罕见病多学科诊疗团队，并指定牵头部门。 2. 医疗机构重点加强对罕见病所属的科室骨干的规范化培训，确保罕见病规范化诊疗建设，并建立转诊机制。 3. 医疗机构应组织省级质控中心组织的相关诊疗规范，能够及时认识别相关患者并给予规范诊疗。参加国家和省级罕见病质控指标采集方法，按季度进行数据分析，护理人员熟练掌握相关诊疗规范。 4. 建立本机构罕见病单病种诊疗的监测及评价机制，明确相关质控指标数据采集与数据内部验证程序，按季度进行数据分析，分科室进行数据管理，建立激励约束机制。 5. 运用质量管理工具，查找、分析影响本机构实现该目标的因素，提出改进措施并落实。
12	核医学专业	提高全身骨扫描及 ¹⁸F-FD GPET/CT 住院患者随访率（PIT-2023-13）	全身骨扫描和 ¹⁸F-FD GPET/CT 是核医学专业单光子及正电子显像中最普及的显像，对于这两项检查的随访有利于诊断医生报告准确性的验证。提高全身骨扫描以及 ¹⁸F-FDGPET/CT 住院患者的随访对于降低全身骨扫描以及 ¹⁸F-FD GPET/CT 住院患者全身骨显像以及 ¹⁸F-FD GPET/CT 误诊率，提高诊断符合率有重要意义。	1. 医疗机构成立由核医学科专科组成的专项质控工作小组，完善核医学专业医疗质量管理的相关制度、工作机制。 2. 医疗机构核医学专业加强质量控制培训工作，持续提高全身骨扫描以及 ¹⁸F-FD GPET/CT 住院患者随访的意识和能力。 3. 建立并完善本机构全身骨扫描以及 ¹⁸F-FD GPET/CT 住院患者随访率的评价和监督机制，按季度进行本机构数据分析、反馈，建立激励约束机制。

（续表）

序号	质控中心	改进目标	目标简述	核心策略
13	呼吸内科专业	提高住院社区获得性肺炎患者病情严重程度评估率（PIT-2023-14）	社区获得性肺炎（CAP）病情严重程度评估反映医疗机构对CAP患者住院指征的把握能力及对医疗资源的管理能力。近几年是CAP医疗质量控制的重要参数。《国家医疗服务与质量安全报告》显示，我国二级以上医院住院CAP患者病情严重程度评估率略有增加，但仍有上升空间，仍需要提高评估力度，以保障医疗安全和医疗资源的有效利用。	4. 运用质量管理工具，查找、分析影响本机构实现该目标的因素，提出改进措施并落实。 1. 医疗机构按照行业改进目标，成立专项工作小组，制定质量管理制度。 2. 医疗机构通过分析2022年该指标数据情况，查找影响本机构实现该指标提升的因素。根据实际情况制定本年度改进措施并组织实施，建立监测反馈机制，将目标完成情况纳入年度考核，建立激励约束机制。 3. 医疗质控中心按季度收集相关数据，进行分析、推进落实。 4. 各级质控中心组织相关医疗机构参加国家级、省级相关工作的培训与再教育。
14	护理专业	降低血管内导管相关血流感染发生率（PIT-2023-15）	血管内导管相关血流感染发生率，通过连续两年的持续改进，其改善重点由中心静脉导管（CVC）及经外周中心静脉导管（PICC）相关血流感染同题得到重视和改善。而血流感染发生率同期较高目关注不足。其相关血流感染预防措施及要点与其他用途中心静脉导管不同，需要予以关注。	1. 医疗机构目标改进小组，通过梳理本机构的风险点和薄弱环节，明确相关部门职责和沟通机制，分解改进责任，有效部署推进，力推进改进落实。 2. 医疗机构根据自身存在问题的情况，有针对性地进行培训，辅导典型案例导致感染发生的实际问题。 3. 医疗机构完善血管内导管相关血流感染监测及评价机制，明确相关数据和感染的多标准数据采集方法和数据内部验证流程，建立激励约束机制。 4. 运用质量管理工具，查找、分析影响该目标的因素，提出改进措施并落实。

（续表）

序号	质控中心	改进目标	目标简述	核心策略
14	护理专业	降低住院患者2期及以上院内压力性损伤发生率（PIT-2023-16）	见并发症之一。我国住院患者常及以上院内压力性损伤发生率，但我国住院患者基数巨大，因此压力性损伤仍然是一个重要的健康威胁，需要集合力量、筹集资源去改进。低于文献报告的全球发病率，国住院患者2期压力性损伤看似	1. 医疗机构成立由医务、护理、康复、营养等相关部门组成的专项工作小组，按照国家相关要求建立本机构具体工作制度和实施措施。 2. 医疗机构定期开展预防压力性损伤管理规范相关培训，确保医护人员掌握相关操作规程、熟悉质量监管与不良事件报告登记制度等。 3. 医疗机构建立数据监测及评价机制、改进、反馈，分析季度进行数据分析、反馈，建立激励约束机制。 4. 加强宣传引导作用，普及压力性损伤预防知识，加强基层、社区乃至居家护理等各层面压力性损伤防范意识。
15	急诊专业	提高心脏骤停患者复苏成功率（PIT-2023-17）	心肺复苏是急危重症抢救的核心内容，心肺复苏成功率是急诊医疗质量安全的核心指标及救治能力的重要体现，对于保障人民生命健康具有重要意义。通过对接对各级医疗机构整体提升、对心肺复苏能力在本机构的整体提升，将是急诊医疗水平和质量安全的重要进步。	1. 医疗机构由急诊科牵头，联合心内科、重症医学科、神经内科、检验科、医务处等相关部门组建成立生命支持专项工作组，完善心脏骤停救治体系建设与工作机制，健全从基础生命支持、高级生命支持至自主循环恢复全治疗的全生命周期流程。 2. 承担院前急救的医疗机构，应优化符合本机构实际的院前急救体系启动和响应流程，确保院前急救制定符合本机构实际的无缝链接的机构实际的院前急救团队启动和同期性演练，对相关人员进行心肺复苏规范化培训和周期性演练。有条件的医疗机构推进复苏内监测与反馈应用快速反应团队启动。（如呼气末二氧化碳监测）。

（续表）

序号	质控中心	改进目标	目标简述	核心策略
				4. 本年度将工作重点聚焦于心脏骤停死患者，及时纠正可逆因素，优化原发病治疗相关流程（如心肺复苏再灌注治疗、心律失常电生理治疗）。 5. 完善心脏骤停患者复苏成功率的监测和评价机制，明确相关质控指标数据采集方法与数据内部验证程序。 6. 医疗机构运用质量管理工具，查找、分析影响该项质控目标实现的因素，进一步提出改进措施并落实。
15	急诊专业	缩短急危重症患者急诊滞留时间（PIT-2023-18）	急诊的拥堵和患者滞留效率可降低急诊医疗效率，增加急诊医疗风险，造成急诊医护资源占用。急诊危重患者在急诊救治后，及早入院且是救治质量的重要组成部分，对患者预后具有重要意义，特别是对心梗、脑梗、感染性休克等时间依赖性疾病的危重患者。	1. 医疗机构由医务处牵头，急诊科、重症医学科、心内科、神经内科等相关部门共同组建院级综合救治协调小组，优化就诊及入院流程，合理配置资源。 2. 构建分级诊疗及动态化的急诊管理体系，建立急诊患者分流时序管理干预机制。 3. 推进医联体医院内分级诊疗，解决急慢分流，提高急诊资源利用效率，保障双向转诊顺畅。 4. 加速推进急诊信息化进程，实现急诊和住院信息化互通，院内共享分流需求和信息。 5. 充分运用质量管理工具，形成监测—评价—反馈—分析持续改进的工作机制，实现持续改进。

（续表）

序号	质控中心	改进目标	目标简述	核心策略
16	健康体检管理专业	提高重要异常结果随访率（PIT-2023-19）	体检中发现的异常的异常结果在检后管理中需要区别对待。对重要异常结果进行随访，对重要异常结果得到及时、规范、有效的处置，对提高重大疾病的诊疗效果具有重要意义，对规范健康管理（体检）机构的医疗行为，保障医疗质量至关重要。	1. 健康管理（体检）机构应建立重要异常结果共管理制度，开展对重要异常结果的随访，并进行登记。 2. 参照《健康体检重要异常结果管理专家共识（试行版）》制定与本机构体检标准和相关的重要异常结果标准范围，并进行分层管理。 3. 不断提升体检机构全体体检人员对重要异常结果意义及重要性的认识，加强对各岗位重要异常结果报告制度的落实，建立健全责任。 4. 有条件单位引进信息化平台，对重要异常结果进行闭环管理。
17	结构性心脏病介入专业	降低室间隔缺损封堵术后传导阻滞发生率（PIT-2023-20）	室间隔缺损封堵术后传导阻滞发生率是反映结构性心脏病诊疗质量的重要指标。近年来，随着我国高龄产妇增多、室间隔缺损介入封堵术的不断增加。实施有效的干预措施，降低室间隔缺损发生率对于提高医疗质量、改善患者生活质量具有重要意义。	1. 医疗机构成立由重症、急诊、结构性心脏病病区、检验、医务等相关部门组成的专项工作小组，并指定牵头单元。 2. 医疗机构定期开展相关培训，确保医护人员熟练掌握相关诊疗规范，能够及时识别相关患者并给予规范诊治。 3. 医疗机构建立结构性心脏病介入诊疗质量的多部门联合监测及评价机制，周期性反馈、分析数据，并纳入绩效考核。 4. 医疗机构运用该管理工具，分析影响本机构实现该目标的因素，根据分析结果明确关键原因，制定改进措施并组织实施。

（续表）

序号	质控中心	改进目标	目标简述	核心策略
18	康复医学专业	提高住院患者早期康复介入率（PIT-2023-21）	早期介入是康复治疗的重要原则，也是综合医院康复环节质量的重要指标。综合医院对于满足于大人民群众的康复服务意义。调查显示，全国范围围内骨科、神经内科、重症医学科病房及重点病种的早期康复介入率逐渐提升，但相比国际仍处于较低水平，不能充分满足患者的临床需求。	1. 医疗机构建立康复医学科与骨科、神经内科、重症医学科等临床科室组成的早期康复团队，按照临床康复模式介入多学科诊疗，开展早期康复工作。 2. 医疗机构参照《四肢骨折等9个常见病种（手术）早期康复诊疗原则》等，制订符合本机构的住院患者早期康复介入方案及标准诊疗流程。 3. 医疗机构逐步建设康复信息化管理系统，实现对早期康复介入的实时、动态管理。 4. 明确相关质控数据提取、监测方法及评价机制，将相关情况纳入本科室绩效考核。
19	口腔医学专业	提高橡皮障隔离术在根管治疗中的使用率（PIT-2023-22）	根管治疗是口腔门诊治疗人次排名第一的重点或大术。橡皮障隔离术的运用，能够提高根管治疗疗效，从而进一步推动根管治疗临床规范化水平。	1. 医疗机构成立由医务、口腔科（或牙体牙髓专业）、设备科、口腔护理等部门工作小组，并指定牵头部门。建立本机构牙体根管治疗橡皮障隔离术应用管理制度。 2. 医疗机构制订符合本机构实际的橡皮障隔离术应用方案及标准化操作流程，进行院内规范化培训。 3. 医疗机构建立橡皮障隔离术应用情况监测及评价机制，明确相关数据采集方法与数据内部质控指标，按季度进行本机构数据分析、反馈，并将目标改进情况纳入绩效管理，建立激励约束机制。 4. 医疗机构运用质量管理工具，查找、分析影响本机构实现该目标的关键因素，根据分析结果明确关键改进措施并组织实施。

序号	质控中心	改进目标	目标简述	核心策略
20	临床检验专业	提高室间质评项目参加率（PIT-2023-23）	室间质量评价是临床实验室保证和改进检验质量的重要手段，是公立医院绩效考核中的重要指标。国家卫生健康委临床检验中心及各省级临床检验中心组织的室间质量评价活动对保证检验结果的可比性和同质性，推进临床检验结果互认、提高我国临床检验质量有重要意义。	1. 医疗机构成立专项工作小组，完善室间质量评价临床检验项目参加率相关制度、工作机制。 2. 医疗机构加强培训工作，持续提高医务人员对参加室间质量评价的意识，引导和鼓励所有临床实验室积极参加室间质量评价活动。 3. 建立完善本机构参加率（不及格原因）的监测及反馈机制，按计划/次数进行本机构数据分析，反馈。 4. 运用质量管理工具，查找、分析影响本机构实现该目标的因素，提出改进措施并落实。
21	临床营养专业	提高住院患者营养评估率（PIT-2023-24）	推动开展营养评估工作，是探索建立营养评估体系，为患者提供营养诊疗依据，明确营养专业核心技术价值，促进临床营养科专业人员诊疗能力提升，助力营养诊疗与临床整体诊疗相融合，以提升疗效。	1. 医疗机构建立由临床营养科室及其他部门组成专项工作小组、病案科等相关专业人员，理顺医务科、信息科、营养科从营养筛查-评估-诊断-治疗的临床营养诊疗路径，规范营养科开展评估工作。 2. 医疗机构制定符合本机构的实施方案、规范营养专业核心技术和流程，应用评估技术和仪器，开展评估工作。 3. 医疗机构应将营养状况评估纳入病历系统，落实营养科两级医嘱执行程序，实现信息化管理。 4. 医疗机构建立住院患者营养评估率的监测及评估机制，按季度进行数据反馈，分析影响本机构实现该目标的因素，提出改进措施并落实。

（续表）

序号	质控中心	改进目标	目标简述	核心策略
22	麻醉专业	提高术中主动保温率（PIT-2023-25）	全麻患者受麻醉影响，低体温易出现体温波动、低体温及影响患者药物代谢血功能及苏醒后感受。为了提高围术中主动保温率。术中主动保温包括术中应用压力暖风毯和输液加温设备、加温体腔灌洗液、提高手术室室温等措施。	1. 医疗机构建立由手术科室、麻醉科、医院感染办公室等相关部门组成的"术中主动保温"技术指导小组，衡量各科室手术室中主动保温温策略与指标准流程，并指定牵头部门落实。 2. 医疗机构结合国家麻醉质控中心拟定的围术期质量管理要求，配置相关保温设备。 3. 医疗机构建立术中主动保温率的监测系统，按季度进行本机构数据分析、反馈。 4. 医疗机构运用质量管理工具，查找、分析影响本机构实现该目标的因素，提出改进措施并落实。
23	门诊专业	提高门诊电子病历使用率（PIT-2023-26）	提高门诊电子病历使用率，是提高门诊电子病历规范化水平、保障门诊电子病历质量、强化门诊医疗质量控制的重要保障。连续性指医疗机构门诊者诊疗信息完整。门诊电子病历使用率指医疗机构门诊电子病历数量占同期门诊入次的比例。	1. 医疗机构成立由医务、临床科室、医技科室、信息等部门组成的专项工作小组，完善门诊电子病历书写及管理相关工作制度和机制。 2. 优化门诊电子病历书写流程，保障门诊使用便捷性。 3. 制定不同学科不同病种门诊电子病历结构化模板，提高书写效率。 4. 加强电子病历书写内涵质控，提高书写规范性。 5. 有条件的医疗机构可提供语音录入、图像提取等新型电子病历录入方式，提升电子病历使用便捷性。 6. 建立本机构门诊电子病历使用率的监测及评价机制，分析影响病历使用的因素，不断提高门诊电子病历使用率。

（续表）

序号	质控中心	改进目标	目标简述	核心策略
24	脑损伤评价	降低脑死亡判定自主呼吸激发试验缺失率（PIT-2023-27）	全球公认自主呼吸激发试验（AT）是脑死亡判定的关键项目之一，也是实践中技术性最强的项目。AT相关质量指标对脑死亡诊断规范性具有重要意义。	1. 医院需要明确脑死亡判定一级质控人员及其任专职责任，并接受规范化AT专业技术培训和质控管理培训。 2. 对COTRS系统来源的脑死亡诊断病例为每年季度质控1次，以达到及时解决问题和持续改进的目的。
25	人体捐献器官获取	提高脑死亡器官捐献者占比（PIT-2023-28）	脑死亡器官捐献（DBD）是反映获取器官来源情况的重要指标，提高DBD是目前国际通行做法，是保障器官捐献质量，促进社会伦理进步的重要方法。在2022年度我国DBD占比的目标，延续性开展提高DBD占比的目标改进工作，进一步提升器官捐献与移植质量，促进各地区器官产出。	1. 医疗机构成立由医务、器官获取部门，神经内外科、重症医学科等部门组成的专项工作小组，组建脑死亡判定专家组。 2. 医疗机构完善脑死亡判定相关制度，制定脑死亡判定技术规范和工作流程，建立工作机制。 3. 器官捐献医疗机构器官获取各级人体器官捐献协调员要加强专业法规、脑死亡判定等专业知识，提升医务人员专业技能。 4. 运用质量管理工具，查找、分析影响实现该目标的因素，制定改进策略并组织实施。
26	人体器官分配与共享计算机系统	提高人类白细胞抗原分型检测率（PIT-2023-29）	人类白细胞抗原（HLA）分型，是用于确定个体免疫系统类型的过程，是器官移植的关键步骤之一。HLA配型用于匹配器官捐献者和移植等待者的免疫系统，以降低免疫排斥的风险。提高HLA分型检测率有助于提高器官和移植接受者之间的匹配程度，从而降低器官移植排斥反应及其他并发症，有助于提高移植接受者的生活质量和术后生存时间。	1. 医疗机构建立由检验科、移植相关科等相关部门组成的技术团队，并指定牵头人。 2. 医疗机构制定符合本院实际的HLA抗体检测、HLA组织配型标准化操作流程，保障医务人员随时到位，确保质控数据采集方法，及时、完整、准确填报相关数据，按季度进行本机构数据分析、反馈，建立激励约束机制。 3. 医疗机构运用质量管理工具，查找、分析影响本机构实现该目标改进的因素，提出改进策略并落实。

（续表）

序号	质控中心	改进目标	目标简述	核心策略
27	神经系统疾病	提高急性脑梗死再灌注治疗率（NIT-2023-Ⅱ）	详见国家医疗质量安全改进目标二	
28	肾病专业	提高透析患者肾性贫血控制率（PIT-2023-30）	终末期肾脏疾病患者的肾性贫血是影响预后的主要并发症，对肾性贫血的系统性评估不充分、诊断不足，治疗时机偏晚，积极防控肾性贫血，提高透析患者的肾性贫血控制率，有助于降低透析患者的心血管事件发生率及死亡率，改善患者认知功能及生活质量。	1. 医疗机构根据2021年《慢性肾脏病患者贫血诊疗的临床实践指南（2021版）》《血液净化标准操作规程（2021版）》，成立专项工作小组，规范肾性贫血诊断及治疗，加强本机构肾性贫血诊疗管理，定期进行相关工作的培训，提高肾性贫血诊疗水平，促进肾性贫血诊疗的质量改进。 2. 重点加强透析治疗患者的数据采集、监测、预警机制，及时分析、反馈，并将目标纳入绩效管理工具，建立激励约束机制。 3. 运用质量管理工具，查找、分析影响本机构实现该目标的因素，提出改进措施并落实。
29	肾脏移植专业	提高肾脏移植受者1年随访质量（PIT-2023-31）	肾脏移植术后一年内是各种不良事件高发期，影响临床预后，良好随访、随访质量直接反映移植中心对受者的管理能力，持续稳定的随访是制定个体化治疗方案的前提，也是评价肾脏移植医疗质量的重要依据。	1. 医疗机构具有完善的移植数据报送管理和随访制度，配备专门的移植数据网络直报人员，依据肾移植术后随访规范，掌握随访诊录，查项目与时间隔时长，按规定进行随访，记录。 2. 录入人员应与数据中心保持良好沟通，参加登记系统使用同隔培训，了解全国数据和各类数据随访质量分析报告，建立激励约束机制。 3. 医疗机构运用质量管理工具，查找、分析影响本机构实现该目标的因素，提出改进措施并落实。

（续表）

序号	质控中心	改进目标	目标简述	核心策略
30	疼痛专业	提高癌痛的规范化治疗率（PIT-2023-32）	癌症疼痛是常见的顽固性疼痛，约80%肿瘤患者在其疾病进程中会出现。其中，10%～20%为难治性疼痛。癌性疼痛的规范化治疗是保障治疗效果、减少不良反应、提高患者生活质量的重要手段。	1. 建立疼痛科癌症疼痛的综合管理和多学科协作机制。 2. 按照癌症疼痛的诊疗规范、专家共识，疼痛科普及包括癌症疼痛综合评估、微创介入、神经调控等多种技术在内的诊疗能力。 3. 制定疼痛科癌症疼痛治疗的标准化诊疗方案和诊疗流程。 4. 不具备癌症疼痛微创介入手术能力的疼痛科，可依托医联体等形式，提升诊疗服务能力。 5. 建立疼痛科癌症疼痛规范化治疗的监测及评价机制，明确相关质控指标采集方法与数据反馈机制。
31	消化内镜专业	提高内镜下食管癌早期诊断率（PIT-2023-33）	食管癌在我国高发，通过消化内镜实现早期诊断可有效改善患者预后，显著减轻疾病负担。我国近年来食管癌内镜下早期诊断率有所提高，但仍不甚理想。通过推广筛查新模式和适宜诊断技术，有望进一步提高该指标。	1. 医疗机构建设食管癌早期诊断标准单元，引入管腔筛查适宜技术和内镜诊断新方法，提高内镜医师早癌诊断意识和能力。 2. 医疗机构完善食管化消化内镜系统建设，实现内镜一病理信息联动，监测食管癌早期诊断相关质控指标，并定期反馈食管癌数据，适时纳入绩效管理。 3. 医疗机构积极开展社区筛查和内镜检查，提高人群参与度和内镜检查依从性。

（续表）

序号	质控中心	改进目标	目标简述	核心策略
32	心律失常介入专业	降低心脏植入型电子器械植入术住院死亡率（PIT-2023-34）	心脏植入型电子器械（CIED）是治疗心动过缓、预防心律失常性猝死。CIED相关手术在心律失常诊疗领域快速发展，应该通过严格流程介入治疗适应证，其质量安全需予以重点关注。提高严重并发症的处理能力等环节，提高严重并发症重症CIED植入术在院死亡率。降低CIED植入术住院死亡率。	1. 医疗机构成立由医务、临床科室、麻醉、护理等相关部门组成的专项工作小组，并指定牵头部门。 2. 建立CIED植入术严重并发症的应急预案及操作流程。 3. 医疗机构定期开展CIED植入术的培训、手术并发症处理等相关适应证，确保医务人员严格把握处理重症手术适应证，熟练掌握严重并发症的处理流程。 4. 医疗机构建立心律失常介入诊疗的监测及评价机制。明确相关质控数据采集方法与数据内部验证程序，进行数据分析、反馈，并将目标改进情况纳入人绩效考核、建立激励约束机制。 5. 重点围绕心律失常介入诊疗的严重并发症和死亡病例开展并病例讨论、分析原因，总结经验。 6. 运用质量管理工具，查找、分析影响本机构实现该目标的因素，提出改进措施并落实。
33	心血管病专业	提高急性ST段抬高型心肌梗死再灌注治疗率（NIT-2023-Ⅰ）	详见国家医疗质量安全改进目标一	

（续表）

序号	质控中心	改进目标	目标简述	核心策略
34	心脏移植专业	提高心脏移植术前心肺运动试验检查率（PIT-2023-35）	心肺运动试验是首选的判断患者是否符合心脏移植试验条件的评价方法，建议不符合心肺运动试验验证指征的候选者，采用该以心肺运动试验进行入选评估。该指标反映医疗机构实施心脏移植手术术前评估的规范性。	1. 医疗机构建立心肺运动试验检查科室并配备相应工作人员，形成心内科、心外科和功能检测科室的合作团队，对心脏移植候选者进行术前检查。 2. 医疗机构通过人体器官分配与共享计算机系统（COTRS）登记移植等待者信息，须按要求录入心肺运动试验检查相关信息。 3. 医疗机构基于国家质控中心的数据反馈报告，查找、分析影响本机构实现该目标的因素，制定改进措施并组织实施。
35	眼科专业	提高青光眼前房角镜检查率（PIT-2023-36）	青光眼是一种严重的不可逆致盲眼病。前房角检查是最基础、最经济、最有效的青光眼最常用检查手段之一。对于青光眼的诊断、分类、治疗及预防具有重要意义，是青光眼诊断专家共识极力推荐的项目。前期前房角检查开展的质控数据显示，前房角检查开展程度及普及程度不足。	1. 医疗机构成立由医务和眼科共同组成青光眼诊疗工作小组，根据青光眼专家诊疗指南，结合医疗机构实际，制订青光眼患者诊疗方案。 2. 医疗机构定期开展（或支持眼科医师参加）继续教育，进行前房角镜检查的理论指导和技术培训，确保专科医生熟练掌握相关操作技能。 3. 医疗机构按青光眼季度对青光眼患者前房角检查率进行调查，并分析查找原因，提出改进措施并落实，建立激励约束机制。 4. 省级质控中心加强对前房角镜检查率的调查和分析，并提出规范青光眼诊断的流程，督促临床医师落实。
36	药事管理专业	提高住院患者静脉输液规范使用率（NIT-2023-Ⅵ）		详见国家医疗质量安全改进目标六

147

（续表）

序号	质控中心	改进目标	目标简述	核心策略
37	医院感染管理专业	提高住院患者抗菌药物治疗前病原学送检率（PIT-2023-37）	当前，全球普遍关注抗菌药物临床使用问题。提高抗菌药物治疗前病原学送检率，尤其是提高住院感染患者和应用限制使用级以上抗菌药物的患者，规范抗菌药物治疗前规范送检，可以有效提高抗菌药物的科学性和规范性。对遏制细菌耐药，提升治疗效果和保障人民群众身体健康权益具有重要意义。	1. 医疗机构在按照《抗菌药物临床应用管理办法》完善管理组织架构的基础上，成立由医务、药学、临床科室、检验、院感、护理等部门组成的专项工作小组。 2. 医疗机构根据实际情况制订本机构抗菌药物治疗前病原学送检制度与监管程序，并在本机构内部定期进行相关工作的培训与再教育。 3. 建立治疗性应用抗菌药物前病原学送检情况监测及评价机制，并将目标改进情况纳入本机构绩效管理。 4. 运用质量管理工具，查找、分析影响本机构实现该目标的因素，提出改进措施并落实。 5. 各级各相关专业质控中心开展宣传、培训、指导等工作，提高抗菌药物治疗前规范送检意识，规范无菌性样本送检。
38	整形美容专业	降低注射美容并发症发生率（PIT-2023-38）	注射美容是目前整形美容专业最为流行、普适性最为广泛的医美项目。注射美容并发症为该项目发展过程中的主要不良反应，主要表现为局部红斑、肉芽肿、血管栓塞等，严重的可导致死亡。这些并发症的严重与否与医生的注射技术、注射条件等有着重要关系。加强注射美容医疗质控工作，能够有效减少注射美容并发症的发生。	1. 各级质控组织通过召开会议、培训提高医疗机构（特别是民营机构）对于生物注射材料的合法性、合规使用以及注射使用的合法性认知。 2. 医疗机构定期对临床使用的药品来源途径以及使用方式进行自查。 3. 医疗机构对本机构注射室的细菌环境条件定期进行检查。同时制定注射室管理规则制度，按要求对可见面和注射室环境进行定期消毒。

（续表）

序号	质控中心	改进目标	目标简述	核心策略
38	整形美容专业			4. 医疗机构对注射美容医师进行准入管理，并设立定期考核机制，重点对注射美容解剖学、常见不良反应进行定期考核。考核不合格者应进行重新培训，合格后返岗。 5. 医疗机构提高并发症鉴别和处理能力。医疗机构质控部门定期组织医师进行注射美容并发症鉴别和处理能力培训。
39	肿瘤专业	提高肿瘤治疗前临床 TNM 分期评估率（NIT-2023-Ⅲ）		详见国家医疗质量安全改进目标三
		提高感染性休克集束化治疗完成率（NIT-2023-Ⅷ）		详见国家医疗质量安全改进目标八
40	重症医学专业	提高中重度急性呼吸窘迫综合征患者俯卧位通气实施率（PIT-2023-39）	急性呼吸窘迫综合征（ARDS）具有高发病率、高病死率及高致残率的特征，严重威胁人民群众的健康，也是各种新型传染病主要的死亡原因之一。俯卧位通气是中重度 ARDS 患者重要的治疗措施之一。提高中重度 ARDS 患者俯卧位通气实施率对改善 ARDS 患者预后具有重要意义。	1. 医疗机构成立由 ICU 牵头、医务、质控、护理及相关临床科室等部门参加的专项工作小组。 2. 医疗机构规范开立医嘱、查找、落实床旁俯卧位通气的质量管理工具，查找、分析影响本机构实现该目标的因素，制定改进措施并组织实施。 3. 定期开展相关培训，确保熟练掌握相关操作规程。 4. 建立监测及评价机制，按季度进行数据分析、反馈，纳入绩效管理，建立激励约束机制。